ESCONDENDO O ESTRANHO NO ESPELHO

Blucher

ESCONDENDO O ESTRANHO NO ESPELHO

Manual com soluções práticas para resolver problemas associados à Doença de Alzheimer e desordens relacionadas

Cameron J. Camp, Ph.D

Tradução

Renata Ávila

Escondendo o estranho no espelho: manual com soluções práticas para resolver problemas associados à Doença de Alzheimer e desordens relacionadas

Publisher Edgard Blücher

Editor Eduardo Blücher

Coordenação editorial Jonatas Eliakim

Produção editorial Catarina Tolentino

Preparação de texto Carolina do Vale

Diagramação Guilherme Henrique

Revisão de texto Bárbara Waida

Capa Laércio Flenic

Imagem da capa iStockphoto

Blucher

Rua Pedroso Alvarenga, 1245, 4° andar
04531-934 – São Paulo – SP – Brasil
Tel.: 55 11 3078-5366
contato@blucher.com.br
www.blucher.com.br

Segundo o Novo Acordo Ortográfico, conforme 5. ed. do *Vocabulário Ortográfico da Língua Portuguesa*, Academia Brasileira de Letras, março de 2009.

Dados Internacionais de Catalogação na Publicação (CIP)
Angélica Ilacqua CRB-8/7057

Camp, Cameron J.

Escondendo o estranho no espelho : manual com soluções práticas para resolver problemas associados à doença de Alzheimer e desordens relacionadas / Cameron J. Camp ; tradução de Renata Ávila. – São Paulo : Blucher, 2023.

140 p.

Bibliografia

ISBN 978-65-5506-780-4

Título original: Hiding the stranger in the mirror

1. Alzheimer, Doença de 2. Saúde I. Título II. Torres, Raquel Rosas

23-0606 CDD 616.831

Índice para catálogo sistemático:
1. Alzheimer, Doença de

Agradecimentos

Tantas pessoas contribuíram para a criação deste livro, que eu não conseguiria agradecer a todos elas aqui. E para aqueles que eu não posso nomear, as minhas mais sinceras desculpas. Tendo dito isso, eu devo mencionar a minha esposa Linda, cuja compaixão, criatividade e cuidado foram minha inspiração durante o processo de escrita deste livro e durante toda a minha vida. (Linda, obrigado pelas muitas horas de consultoria "por fora".) Melanie Tusick foi a responsável por ficar no meu pé e fazer as coisas irem em frente, e por muitas das ideias que colaboraram para a estruturação e a organização do livro. Ela também leu e releu o manuscrito várias vezes (estou tão feliz de trabalhar com você novamente, Mel). A Wendy Rogers devo crédito por sugerir o nome do livro. Paula Hartman-Stein foi extremamente gentil e generosa ao ler e reler o manuscrito e, ainda, escrever o prefácio (Paula, obrigado por ser o "homem sério" na minha comédia). Muitos amigos leram os manuscritos e deram sugestões valiosas, incluindo Michelle Lee (obrigado pelo encorajamento e pelos questionamentos, Mich), Melinda Stanley (Mindi, eu usei ao menos uma de suas sugestões), Jennifer Brush (Jen, obrigado por ser meu lugar seguro), e muitos outros. Michelle Bourgeois me deu muito apoio moral e inspiração. Miriam Rose fez, como sempre, um ótimo trabalho na revisão e na edição do texto (qualquer erro que houver foi inserido por mim após ela ter feito seu trabalho). Evan Shelton foi responsável pela arte da capa. Vince Antenucci me disponibilizou tempo, energia, apoio criativo e moral, e o acolhimento de parceiros vitais para o sucesso desta tarefa (Vince, obrigado por permanecer comigo). David Dreimiller, Kim Robinson e Roger Perlmuter, da Colorbar Permuter®, me ajudaram a criar a versão final. Finalmente, gostaria de agradecer aos cuidadores profissionais, familiares e pessoas com demência do mundo todo que inspiraram este livro. Minha esperança é que, juntos, possamos realmente fazer a diferença.

Nota da tradutora

Dizem que a vida é para quem sabe viver, mas ninguém nasce pronto. A vida é para quem é corajoso o suficiente para se arriscar e humilde o bastante para aprender.

Clarice Lispector

Que privilégio traduzir este livro. Aprendi muito. Cada vez que relia uma história, cada detalhe que me havia passado despercebido saltava aos olhos, me levando a mudar meu olhar frente à pessoa com demência.

Que bom poder colaborar para que mais pessoas tenham acesso a este material, tão rico e tão útil para o cotidiano de familiares e profissionais que convivem com pessoas com demência, e proporcionar a eles as mesmas descobertas que eu tive, possibilitando levar isso para a prática clínica, para o dia a dia daqueles que têm entes queridos com demência na família, e para tantas pessoas que lidam com as alterações cognitivas, funcionais e comportamentais de alguém próximo.

O dr. Cameron Camp é pessoa extremamente generosa, que, compartilhando seu conhecimento e sua experiência com pessoas com demência, nos autoriza a sermos maiores, mais livres e mais criativos. Convida-nos a não nos rendermos frente a essa síndrome, mas, como detetives e com empatia, tentarmos ver o mundo com os olhos das pessoas com demência, e, dessa forma, solucionar o que muitas vezes parecem enigmas indecifráveis e sem sentido.

Meus anos de clínica com idosos com demência me mostraram que os familiares precisam de tempo para conseguir dizer adeus. Não é fácil. Não é um tchau, até breve. É um adeus, que é vivido com pequenas perdas diárias, lutos frequentes, e por isso é tão dolorido. Mas esses últimos anos e minha aproximação com a visão do dr. Camp me mostraram que parte do meu trabalho é dar a mão para familiares e profissionais nesse processo e convidá-los a ter um novo olhar. Um olhar atento às sutilezas, aos detalhes, e com isso descobrir que a pessoa com demência ainda está ali. Para quem estiver disposto a ver, ela ainda está ali. Em um sorriso, um gesto, uma "mania". Descobrir o que torna seu ente querido único, essa é a maior aprendizagem e a maior beleza desse caminho tão difícil. Nisso o dr. Cameron é especialista e, para aprendizado do assunto e aplicação no cotidiano, este livro é uma excelente oportunidade.

Prefácio

Paula E. Hartman-Stein[1]

Dr. Cameron Camp e eu nos conhecemos há 17 anos, quando ele se mudou para o nordeste de Ohio para trabalhar como pesquisador em um residencial de longa permanência para idosos, deixando para trás um cargo de professor pesquisador de uma respeitada universidade. A partir desse nosso primeiro encontro, ficou claro que ele era um colega incomum que não se encaixava no estereótipo de psicólogo cognitivo cuja pesquisa não tem relevância imediata para o mundo real do tratamento da demência. Pelo contrário, a pesquisa aplicada do dr. Camp prestou-se à formação de estratégias pragmáticas extremamente necessárias na clínica, onde familiares e cuidadores buscam por ajuda profissional a fim de melhorar a vida dos idosos que convivem com diferentes níveis de perda de memória. Lembro-me de quando Cameron me apresentou o uso do método Montessori em idosos com prejuízos de memória. Na época, meu filho, que hoje já é crescido, frequentava uma escola Montessori e eu fiquei impressionada com a utilidade de tal estratégia na outra extremidade do espectro da idade. Em suas apresentações profissionais, Cameron também salientava como os princípios comportamentais, tanto do condicionamento clássico quanto do condicionamento operante podem reduzir a agitação e a apatia sem o uso de medicamento nos idosos com perda de

---

1 É Ph.D e geropsicóloga clínica. Fundadora do Centre for Healthy Aging, em Kent, Ohio (www.centerhealthyng.com), e coeditora de *Enhancing Cognitive Fitness in Adults* (2011, Springer Sciente + Business Media).

memória. Após ouvir as palestras de Cameron Camp sobre esses assuntos, me lembro de sair sedenta por um guia que me ajudasse a aplicar todo esse conhecimento aos desafiadores enigmas clínicos.

Escrito em um estilo bem-humorado e extremamente divertido, o novo livro do dr. Camp, *Escondendo o estranho no espelho: um manual prático para resolver problemas associados a Doença de Alzheimer e desordens relacionadas,* sacia minha sede, sendo uma fonte abundante de conselhos práticos para o tratamento de muitos dos desafios que a demência impõe, especialmente em estágios leves e moderados.

Como Cameron e eu nos encontramos profissionalmente diversas vezes durante anos, eu vejo muitos dos seus atributos pessoais saltando das páginas deste livro: criatividade extraordinária, fantástico senso de humor, compaixão autêntica e, acima de tudo, a sua constante paixão e dedicação na aplicação dos princípios sobre aprendizagem e memória a fim de tornar a vida de indivíduos que vivem com demência tão rica, significativa e normal quanto possível. Por meio da narrativa de histórias reais, ele demonstra a falta de lógica na crença que muitos profissionais têm de que pessoas com prejuízos de memória não podem aprender ou são incapazes de se beneficiar de tratamentos não farmacológicos.

O livro apresenta a descrição de três desafios da demência e enfatiza a importância de ter tempo para conhecer o passado da pessoa, seus interesses prévios, bem como utilizar as suas habilidades preservadas, como a leitura. Outra seção inclui conselhos sobre criar hábitos positivos, descobrir possíveis causas para a agitação e mudar o ambiente físico e social que possa estar causando alterações comportamentais. Ele descreve maneiras engenhosas e, às vezes, surpreendentemente simples de eliminar comportamentos como repetir perguntas, esquecer os nomes de parentes próximos, desnudar-se em público, acumular coisas, recusar tomar banho e outros cuidados pessoais, urinar em locais inapropriados e perguntar sobre parentes já falecidos, bem como de ajudar a pessoa a lidar com um parente indo embora após uma visita. Eu gosto especialmente de que, no final de cada caso, há sempre um resumo da lição aprendida.

Os estudos de caso não ilustram apenas métodos para melhorar a qualidade de vida dos idosos, mas demonstram como os mesmos princípios comportamentais podem melhorar a vida do cuidador, cujo trabalho muitas vezes é ingrato e desagradável. Eu gosto, particularmente, do exemplo de como o "trabalho preventivo" beneficia o cuidador e a pessoa que está recebendo seus cuidados.

A fim de ensinar, detalhadamente, a melhor maneira de resolver problemas, Cameron adaptou uma maneira imaginativa e interativa de envolver o leitor, transformando-o em detetive! No final, ele apresenta casos que precisam ser solucionados, enfatizando que, às vezes, mais de uma solução pode funcionar. O leitor pode comparar sua solução às soluções que estão no website indicado no livro. Ele ensina o leitor da mesma forma que nos orienta a lidar com nossos paciente: por meio de um aprendizado sem erros.

O livro também contém muitos recursos úteis para todos os níveis de profissionais e para o público leigo, como websites, livros de memória e um teste de leitura para determinar se símbolos escritos podem ser úteis para pessoas com problemas de memória.

Este livro é a obra-prima de dr. Camp, até o momento. Uma verdadeira enciclopédia de estratégias úteis e culturalmente diversificadas, destinadas aos profissionais da área da saúde com diferentes formações e de qualquer lugar do mundo que trabalhem com idosos, incluindo instituições de longa permanência, centros-dia para idosos e cuidadores familiares. Esta obra dispõe-se como um manual de treinamento que ensina a aplicar a metodologia comportamental de forma respeitosa e gentil, para ajudar até mesmo nas situações mais difíceis ou no fim da vida. Eu o utilizo no grupo que coordeno para familiares que cuidam de idosos na fase inicial da demência. Durante cada encontro, algumas lágrimas são derramadas, mas, quando uso seus exemplos, muitas são as cabeças balançando em sinal de aprovação além de muitas gargalhadas.

Prefácio do autor

Este é um livro de histórias. Quando eu estou lecionando ou dando treinamento, as histórias sempre causam muito impacto, por isso elas são as minhas ferramentas de ensino prediletas. As histórias sempre ficam na memória das pessoas, e as que compõem este livro contêm lições que ajudam a lidar com os desafios que se apresentam no cuidado de pessoas com demência. Elas vêm das minhas experiências pessoais e a grande maioria envolve pessoas que eu conheço ou com quem já trabalhei. Eu modifiquei alguns detalhes para proteger a identidade delas. Algumas histórias representam a junção de pessoas que, em episódios diferentes, apresentavam sintomas e condições semelhantes. Mas, todas são baseadas em pessoas reais, problemas reais, e soluções reais.

A fim de tornar o livro mais interessante e fazer o leitor se sentir motivado a fazer algumas reflexões, essas histórias foram pensadas como um manual de detetive dividido em seções. A primeira envolve conhecer o "culpado", ou seja, entender a demência, seu *modus operandi* (M.O.) e como ela funciona. Em seguida, precisamos conhecer a "vítima", a pessoa com demência. Quem é ela? O que a motiva? Depois, precisamos encontrar as evidências de maneira sistemática para compreender a causa daquele problema particular. Uma fórmula é fornecida para guiar o leitor ao longo do processo, oferecendo soluções práticas para superar comportamentos desafiadores e com diferentes causas.

Ao longo do livro, existem histórias que representam "casos" que precisam ser "solucionados". Em alguns deles pode haver mais de uma solução e muitos são seguidos por uma "lição aprendida", para que o leitor leve consigo e use em situações semelhantes.

No final do livro há uma série de "casos abertos", que o leitor é encorajado a tentar solucionar. Eles sempre incluem uma pista para ajudá-lo. Em nosso website www.Cen4ARD.com, há uma página com possíveis soluções para esses casos. O leitor pode comparar as próprias soluções com elas, mas é importante lembrar que a melhor solução é aquela que funciona com a pessoa com a qual o leitor está trabalhando no momento. Além disso, no website há uma página para os leitores postarem seus próprios casos abertos e pedirem ajuda para solucioná-los.

Eu desejo, sinceramente, que estas histórias conduzam o leitor a novas ideias, maneiras de pensar e, o mais importante, a uma nova atitude em relação às pessoas com demência. Este é o objetivo deste livro: ensinar aos leitores que, antes de mais nada, as pessoas com demência precisam ser consideradas *pessoas*. Não existe *eu*, não existe *eles*, somente *nós*. E nós não somos indefesos frente à Doença de Alzheimer e a outras enfermidades associadas. Nós podemos cuidar melhor de nós e de nossos entes queridos com demência, abraçando o lado humano que existe e sempre existirá dentro de cada um.

Conteúdo

Introdução

A coisa mais importante a ser lembrada sobre pessoas com demência é que elas são *pessoas*, como você e eu. Elas estão tentando lidar com o mundo em que vivem, como você e eu. Pessoas com demência têm déficits de memória, e talvez outros déficits também. Elas também têm pontos fortes. Se olharmos para o nosso próprio dia a dia, poderíamos dizer o mesmo sobre nós mesmos. Esses indivíduos estão agindo da maneira que nós agiríamos (ou talvez, agiremos) sob as mesmas circunstâncias. Estamos todos no mesmo barco. Pela graça de...

Pessoas com demência podem apresentar certas alterações de comportamento que são difíceis para seus cuidadores. O mesmo pode ser dito sobre os nossos colegas, familiares sem demência, cônjuges etc. No caso das pessoas com demência, essas alterações talvez sejam mais intensas, mas as causas são frequentemente as mesmas. Os cônjuges estão familiarizados com maridos ou esposas que contam sempre as mesmas histórias repetidas vezes. A apatia e a agitação são frequentes nas escolas, em locais de trabalho, lares e até nas igrejas, se o orador não for interessante para os ouvintes.

Portanto, sempre que notamos alterações de comportamento em pessoas com demência, devemos fazer uma pergunta muito simples, mas profunda: "*Por que* isso está acontecendo?". E a resposta *não pode ser*: "porque ele tem demência". Esse é um argumento circular, que caminha assim:

Por que isto está acontecendo?

Porque ele tem demência.

Como sabemos que ele tem demência?

Porque isso está acontecendo.

Isso segue a mesma lógica (ou falta de) que perguntar: "Por que esse homem está inquieto?" – Porque ele está ouvindo um sermão. "Como você sabe que ele está ouvindo um sermão?" – Porque ele está inquieto. Tais argumentos não resolvem problemas. Mas dizer que algo está acontecendo porque a pessoa tem demência só reforça a ideia de que, se as pessoas com demência apresentam um comportamento repetitivo, como fazer a mesma pergunta diversas vezes, não há nada que possa ser feito a respeito. O "niilismo terapêutico", como é chamado, é a representação do desamparo que é aprendido em todo o sistema de cuidadores de pessoas com demência. Isso é visto no médico que não prescreve reabilitação para pacientes com demência porque "isso não lhes trará nenhum benefício – eles não se lembrarão do que o terapeuta lhes disse". É visto nos profissionais de enfermagem que escutam em seu treinamento que, se uma pessoa com demência fica repetindo sempre a mesma pergunta, o que lhes resta fazer é ter paciência e continuar respondendo. É visto em instituições com unidades de cuidados especiais para demência nas quais a principal especialidade é uma porta trancada. É visto, também, no professor que diz aos alunos que pessoas com demência não aprendem e, portanto, não podem se beneficiar da terapia. Esse pensamento leva as pessoas com demência a serem tratadas frequentemente como objetos – corpos que precisam ser constantemente mudados de posição para prevenir úlceras por pressão – ou a serem definidas, exclusivamente, pelos seus sintomas – "o andarilho" do quarto 102, a senhora "que horas é o almoço" etc.

O propósito deste livro é tentar afastar esse tipo de pensamento e colocar a *pessoa* antes da "demência". A minha esperança é que, após a leitura deste livro, você mude sua maneira de pensar sobre as pessoas com demência e sobre si mesmo. É também minha esperança que, após a leitura deste livro, você tenha esperança também.

Não importa o que nos foi ensinado antes, os comportamentos não acontecem por acaso. Precisamos pensar como detetives e procurar suas *causas* para que, assim, possamos tratá-los de maneira apropriada. As pistas geralmente estão lá, só precisamos saber como enxergá-las. É claro que uma vez encontrada a causa ou tendo o caso sido "desvendado", precisamos "prender o culpado" ou resolver o problema. Este manual traz diferentes abordagens para eliminar ou, ao menos, reduzir as alterações de comportamento comumente observadas em pessoas com demência.

Conhecendo o "culpado"

Três desafios da demência

A maioria das pessoas associa a Doença de Alzheimer, e outras formas de demência, à perda da memória (na realidade, não é só isso que ocorre e, algumas vezes, não é o mais importante). Há três problemas primários de memória associados à demência. O primeiro envolve a aprendizagem de coisas novas ("A varinha de condão maléfica") e os outros dois envolvem o resgate das coisas que já foram aprendidas ("A máquina do tempo invertida" e "A cola na ponta da língua").

A varinha de condão maléfica

Imagine que decidiu ir ao médico para perguntar sobre uma condição de saúde que você tem, e qual medicação deveria tomar. Você viu uma propaganda sobre um novo medicamento enquanto assistia à televisão e quis saber a opinião de sua médica sobre ele. Você pediu a uma amiga que lhe acompanhasse na consulta médica, e ela te levou até o consultório. Chegando lá, após a médica te avaliar, você pediu que sua amiga estivesse junto quando fossem discutir a sua situação.

Estando os três sentados no consultório, você perguntou: "Doutora, eu deveria mudar minha medicação? Será que eu deveria começar a tomar

Anbaxiltrox ou mantenho a medicação atual?". A médica respondeu: "Eu tenho lido estudos sobre o Anbaxiltrox, e algumas pessoas com a mesma condição que a sua têm se beneficiado, mas não todas. O seu caso apresenta algumas circunstâncias especiais, por isso eu acho que é melhor você continuar usando a sua medicação atual". Mas havia um espírito invisível na sala com uma "varinha de condão maléfica". Assim que a médica acabou de falar, o espírito balançou a varinha mágica, fazendo com que as palavras dela desaparecessem da sua memória. Em um minuto, foi como se elas nunca tivessem sido pronunciadas. E então, após outro minuto de conversa, você decidiu que era hora de fazer a pergunta que motivou sua consulta, e então você disse: "Muito bem, doutora, o que você acha? Eu devo começar a tomar Anbaxiltrox ou mantenho minha medicação atual?".

A essa altura, você nota que sua médica está olhando para você de forma interrogativa e sua amiga levanta uma sobrancelha. Você se pergunta se há alguma sujeira na sua camisa, mas não vê nada de errado nela. A médica, então, responde a pergunta novamente e, em seguida, o espírito invisível balança sua varinha mágica de novo. No minuto seguinte, cansado de esperar pela resposta da questão que o levou até lá, você pergunta a ela sobre a nova medicação. Sua amiga te olha como se você tivesse uma verruga crescendo bem no meio da testa. A médica diz: "Eu acho que não, mas eu gostaria de vê-lo novamente amanhã. Eu gostaria de fazer alguns testes, somente para me certificar". Você se pergunta que testes são esses e começa a se preocupar. No caminho até o carro, sua amiga diz: "O que aconteceu com você? Você fez a mesma pergunta à medica três vezes".

Agora você tem de tomar uma decisão difícil. Sua amiga está mentindo ou falando a verdade? Se acredita que ela está mentindo, então você vai para casa com uma pessoa em quem não pode confiar. Você, provavelmente, também perdeu uma amiga, e se pergunta o que aconteceu com ela. Por outro lado, se sua amiga está lhe falando a verdade, então há algo errado com você.

É mais fácil pensar que há algo errado com os outros ou com o mundo em geral do que acreditar que há algo errado conosco. Esta é uma reação bem típica, que protege nossa autoestima. Algumas vezes, esse comportamento é chamado de "mecanismo de defesa do ego". Por essa razão, pessoas com demência podem acreditar que há alguém lhes roubando quando não se lembram onde guardaram sua carteira, bolsa ou óculos. E, se eles não conseguem se lembrar, então não aconteceu. Se eles não lembram que possuíam o objeto anteriormente naquele dia, ou eles nunca o tiveram, ou alguém o levou. E se você discorda dessa conclusão, a resposta lógica é que você está mentindo.

Este é o primeiro desafio da demência. Você não pode se lembrar de algo que nunca chegou a aprender realmente porque não entrou na sua memória. Isto é um déficit na *memória episódica – a habilidade de recordar de episódios pessoais.* Se um novo episódio não entra na sua memória, é como se ele nunca tivesse acontecido. Esta é uma das maiores causas das perguntas repetitivas em pessoas com demência.

A máquina do tempo invertida

Com a memória episódica, a demência funciona como uma máquina do tempo invertida. Em seus estágios iniciais, você talvez esqueça de coisas que aconteceram nos últimos minutos. Com o progresso da demência, você talvez esqueça coisas que aconteceram no dia anterior, depois na semana anterior, depois no ano anterior, na década passada etc. É como se você estivesse sendo puxado para trás no tempo. Esta é a razão pela qual um residente de uma instituição de longa permanência para idosos ou uma pessoa com demência vivendo em sua casa talvez pare na porta da frente trancada às 3 horas da tarde e diga: "Eu tenho que ir para a minha casa. Meus filhos vão chegar da escola". Isso acontece porque essa pessoa esqueceu a maioria dos acontecimentos das últimas décadas, e agora acredita que tem 35 anos de idade.

Para a residente, se os funcionários dizem: "Sra. Kirkland, seus filhos já são crescidos, eles já estão na casa dos 50", ela talvez pense: "Essa pessoa está louca! Como eu posso ser uma mulher de 35 anos e ter filhos de meia-idade?". Agora, não somente a residente é mantida longe dos filhos, que precisam dela, mas também está trancada com uma pessoa louca. Para os familiares que cuidam de uma pessoa com demência em casa, dizer "você mora aqui, mamãe, não se preocupe!" talvez só chateie a idosa. Essa também é a razão pela qual uma pessoa com demência pode não reconhecer seu cônjuge ou mesmo seu próprio reflexo no espelho. Se ela é jovem, como pode ser casada com uma pessoa velha? Quem é essa idosa no espelho? Como pode esse adulto que diz ser meu neto estar dizendo a verdade quando eu sei que meu neto é uma criança?

Discutir com uma pessoa com demência não resolve. Primeiro, a lógica está do outro lado. Segundo, mesmo que você vença a discussão, a pessoa com demência talvez não se lembre dela, por causa da varinha de condão maléfica. E, então, 10 minutos depois você estará de volta ao ponto de partida.

Aqui está outro exemplo da máquina do tempo invertida: uma filha visitava a mãe, que tinha demência. Toda semana, a mãe era levada ao cabeleireiro, onde ela arrumava o cabelo sempre do mesmo jeito. Com a evolução da sua condição, ela começa a reclamar com o cabeleireiro sobre o penteado. Essa agitação aumentava a cada vez que ela ia ao cabeleireiro. Então, quando a filha estava vendo um álbum antigo com a mãe, a idosa olha para si mesma nas fotos décadas antes e diz: "esse estilo de cabelo é bonito". A filha levou a foto ao cabeleireiro na semana seguinte e, então, quando o cabeleireiro faz o mesmo penteado que ela usava quando era mais jovem, a idosa fica satisfeita novamente com o cabeleireiro.

A cola na ponta da língua

Um problema diferente ocorre com os *conhecimentos gerais a respeito do mundo* (vocabulário, o nome do seu sobrinho, a capital de Nebraska), chamados de *memória semântica*. Essas informações foram aprendidas no passado e guardadas na memória. Entretanto, são difíceis de serem relembradas sem ajuda.

Se você já teve alguma vez essa experiência de ficar com a palavra na "ponta da língua", sabe qual é a sensação. Por exemplo, se alguém lhe pergunta: "Qual é o nome da banda que toca aquela música que ouvimos na primeira vez que nos encontramos?". Você sabe que o nome da banda está na sua cabeça, você sabe o nome das principais músicas que eles tocam e, talvez, até o de um disco. Você se lembra de como eles são, mas não consegue lembrar o nome da banda. Você sabe, inclusive, que se alguém disser o nome da banda, você o reconhecerá. Você tenta lembrar se perguntando: "O nome começa com a letra A? B? C...". Nada ajuda! É como se as palavras estivessem coladas na "ponta da língua"; a informação não sai da sua boca. Então, às 4 horas da manhã seguinte, você acorda com um clique e diz: "Os Zumbis!".

E se você passasse por isso várias vezes ou na maioria das vezes que tentasse se lembrar de algo? Como você se sentiria? Frustrado? Bravo? Triste? Ansioso? O que você gostaria que seus amigos ou familiares fizessem quando isso acontecesse com você?

Uma situação semelhante acontece quando uma pergunta aberta, como "O que você gostaria de fazer?", é feita para uma pessoa com problemas de memória. Esse é um desafio ainda maior, pois requer tanto que a pessoa saiba como responder a pergunta (categorizando as coisas de que gosta ou não gosta), quanto lembrar-se de uma resposta que se encaixe na categoria certa (o que eu gostaria de fazer).

É por isso que perguntas abertas, como "Como você está hoje?", "O que você quer vestir?", ou "O que você quer comer?", talvez sejam muito difíceis para uma pessoa com demência responder, especialmente com a evolução da doença, ou se ela apresenta alguma forma de demência ou outra condição que dificulte a expressão dos seus pensamentos.

Dar a essas pessoas alternativas como "Você gostaria de comer frango ou peixe?" ou "Você gostaria de ir ao parque ou ao shopping?" é uma opção melhor pois elas não precisam criar uma resposta, somente escolher uma. Quadros de comunicação com frases escritas, como "sim", "não", "eu estou .... com fome, sede, entediado etc.", também podem ser úteis quando há dificuldade para expressar ideias.

Escondendo o estranho no espelho: retrogênese

O médico Barry Reisberg tem escrito abundantemente sobre algo chamado "retrogênese". Esse termo se refere à ideia de que, na demência, habilidades são perdidas no decorrer do tempo na ordem inversa em que foram adquiridas no decorrer da vida. Por exemplo, uma criança aprende a reconhecer sua imagem no espelho por volta dos 24 meses de vida. Antes disso, se você colocar um pouco de farinha ou giz na testa deles e deixar que se olhem no espelho, eles agirão como se a imagem no espelho fosse de outra pessoa. Após 24 meses de vida, se você fizer isso, eles olharão sua imagem no espelho e a usarão para guiá-los a fim de limpar sua testa.

Dr. Reisberg desenvolveu uma medida, a *Global Deterioration Scale* (GDS),[1] ou Escala de Deterioração Global, para traçar a progressão da demência. Ela possui sete estágios, com o 1 representando o envelhecimento normal e o 7, o estágio final da demência. Foi observado que quando uma pessoa com demência entra no estágio final da doença, segundo a GDS, ela não consegue mais se reconhecer no espelho. Essas considerações podem ser relacionadas com a "máquina do tempo invertida", mencionada anteriormente. E você talvez ouça a pessoa dizer "Quem é esse velho?" ou "Essa pessoa não pode ser eu!" quando ela olha para o próprio reflexo no espelho.

Em geral, esse estranho no espelho pode ser visto ou como um amigo, ou como alguém hostil. Eu observei pessoas com demência conversando com seu reflexo no espelho. Também as vi ficar bravas ou com medo da própria imagem refletida. Em um centro para idosos, um novo cliente foi levado para o quarto dos homens. Quando viu a própria imagem no espelho, ele gritou: "Esse homem está com a minha blusa!" e começou a tentar brigar com seu reflexo. Membros da equipe tiveram de arrastá-lo para longe, e quando me contaram mais tarde o que havia acontecido, minha pergunta para eles foi: "Por que isso aconteceu?".

A essa altura, a equipe e eu discutimos a questão da *retrogênese*. É bastante posssível que uma pessoa com demência reconheça suas peças de roupa, mas não reconheça seu rosto. Pensando nisso, os funcionários do local que levavam o paciente ao banheiro encontraram uma solução: eles colocaram uma cortina sobre o espelho do banheiro. Eles puxavam a cortina para baixo antes de levá-lo ao banheiro e levantavam quando saíam, para que os outros pacientes pudessem continuar usando o espelho. Eles decidiram que a melhor forma de abordar a alteração de comportamento do paciente era esconder o estranho no espelho, assim ele poderia ir ao banheiro em paz.

---

1 Informações sobre o sistema de estágios da demência desenvolvido pelo dr. Reisberg podem ser encontradas na seção Resources do site: www.Cen4ARD.com.

Essa abordagem pode servir para outras situações. Se uma pessoa com demência não quer tomar banho porque "tem alguém me espiando lá", cobrir o espelho pode ser útil. Eu me lembro de ouvir uma psicóloga falando de um telefonema que recebeu do pai. Ele tinha demência e ligou para ela para contar que havia um homem lhe encarando na janela do seu quarto. A psicóloga falou: "Pai, me fale como é esse homem, descreva-o para mim". A descrição foi assim: "Ele é velho, está vestindo uma camisa xadrez vermelha e usa óculos preto... que diabos!! Sou eu".

Compreender como pensa uma pessoa com demência nem sempre é fácil, mas aprender sobre alguns aspectos da doença, como a retrogênese, pode ajudar. Por exemplo, se os padrões do desenvolvimento humano podem ser vistos com o avanço da demência, então as atividades baseadas em progressões do desenvolvimento podem ser muito úteis para engajar pessoas com demência. Esta é a base do Programa para Demência baseado no Método Montessori®, que será discutido com mais detalhes mais adiante neste livro. O que deve ser lembrado, como dito anteriormente, é que o comportamento não é por acaso, mesmo quando não somos espertos o suficiente para descobrir sua causa ou o seu padrão subjacente.

Encarando os desafios

Como você pode notar, os três desafios – "A varinha de condão maléfica", "A máquina do tempo invertida" e "A cola na ponta da língua" – são aspectos assustadores para quem vive com a doença ou para quem cuida de alguém com demência. Tratamentos farmacológicos atuais visam reduzir a gravidade dos sintomas associados a essas dificuldades. Mas, e se abordarmos os problemas de uma outra maneira? E se tentarmos contornar esses problemas usando as habilidades existentes na pessoa com demência, permitindo a ela, e a nós, superar essas dificuldades? Este é o foco deste livro. As histórias aqui contidas trazem exemplos de princípios orientadores que nos ajudam a fazer isso. Após cada história, as lições aprendidas e os princípios por ela representados são revistos. É minha esperança que, ao ler essas histórias, você não apenas verá paralelos com seus desafios, mas também aprenderá maneiras de lidar com eles, contorná-los e superá-los de modo mais eficiente.

Conhecendo a "vítima"[1]

Entrevistando uma pessoa com demência

Quando ocorre um comportamento desafiador, também chamado de "comportamento responsivo", um bom primeiro passo é conversar com a pessoa com demência da maneira mais calma possível, pedindo que ela explique o que está acontecendo. Mesmo que tenha dificuldade para falar ou responder, ela poderá se concentrar na sua calma e na sua linguagem não verbal, o que pode ajudar a reduzir a ansiedade e desviar a atenção da fonte causadora da tensão.

Cadê você, Juliana?

Uma residente de uma instituição de longa permanência costumava tirar uma soneca à tarde e, quando acordava, começava a gritar: "Juliana, Juliana! Cadê você, Juliana? Venha aqui!" Juliana era o nome da sua filha. Funcionários da equipe falavam para ela: "A Juliana não está aqui. Do que a senhora precisa?". Esse era um episódio bastante desagradável e frustrante, que ocorria diariamente, até que...

---

1 O uso da palavra vítima faz referência ao jargão dos detetives. Na prática, nós só nos referimos à pessoa com demência como *pessoa* com demência.

Um dia, a terapeuta de reabilitação foi até o quarto da mulher e perguntou: "Por que você grita o nome de sua filha todos os dias quando acorda?". A senhora olhou para a terapeuta e disse calmamente: "Quando eu acordo, eu preciso de uma enfermeira para me ajudar. Eu nunca sei qual enfermeira estará disponível, mas eu sei que se eu gritar o nome da minha filha, *alguém* sempre vem".

Em outro caso, me disseram que um novo residente de um lar para idosos com demência estava causando "problemas". Uma coisa útil a se fazer quando você é apresentado a um problema que é pouco específico é pedir um exemplo do que as pessoas estão fazendo quando estão com comportamento considerado inadequado. Neste caso, eu pedi um exemplo do que ele fazia quando estava "causando problemas". A resposta foi que ele estava urinando no ar-condicionado. Quando perguntei para os funcionários a razão deste comportamento, eles me asseguraram que não sabiam, mas que estavam muito surpresos com esse comportamento porque este senhor era um psiquiatra distinto e muito articulado. Um pouco mais tarde, eu encontrei este senhor, então lhe disse: "Eu tenho uma pergunta para lhe fazer. Me disseram que o senhor está fazendo xixi no ar-condicionado, é verdade?". Ele respondeu: "Sim, é verdade". Então eu perguntei: "Por quê?", e o senhor respondeu: "Eles me colocaram aqui porque pensam que eu estou louco. Bem, vou dar-lhes uma boa razão para acreditarem nisso. Se esperam que eu seja louco, louco é o que terão".

Lição aprendida: Uma boa lição a ser aprendida aqui é que pode ser útil simplesmente perguntar à pessoa com demência a razão daquele comportamento particular. A resposta é, muitas vezes, informativa.

Por que não podemos ir ao funeral dele?

Um ano após conduzir sessões de treinamento no sul da Austrália sobre o uso do Programa para Demência baseado no Método Montessori®, eu retornei para conduzir um novo treinamento. Um grupo de funcionários de uma instituição de longa permanência, que já havia participado do meu treinamento anterior, veio até mim e disse: "Nós decidimos tentar algo depois que você foi embora. Voltamos para o nosso trabalho e perguntamos aos nossos residentes: 'O que vocês gostariam de fazer? Há algo que vocês não estejam fazendo, mas que gostariam de fazer?'". Os membros do Conselho de Residentes fizeram, então, uma pesquisa e voltaram com um pedido. Naquela época, eles não eram autorizados a deixar a instituição para ir ao funeral dos residentes que haviam falecido. Eles queriam poder fazer isso. O motivo pelo qual não eram autorizados a participar dos funerais era o medo de que, se o fizessem, agiriam de forma inadequada e envergonhariam a si mesmos e à instituição.

Em razão desse pedido específico, foi decidido que um grupo de residentes faria um teste indo uma vez a um funeral. Mais tarde, quando um residente faleceu, o grupo criou um livro de memórias do seu amigo, incluindo fotos de momentos que haviam passado juntos. Os residentes o entregaram à família no funeral, comportaram-se adequadamente e foram ao cemitério para o enterro. Depois, ainda deram uma volta no cemitério, antes de voltar para a instituição. Agora, comparecer aos funerais é uma atividade regular dos residentes de lá.

Lição aprendida: Da mesma forma que é importante conversar com uma pessoa com demência para saber o que ela quer, pode ser igualmente importante conversar com um grupo de pessoas com demência. Novamente, a resposta frequentemente é muito útil.

Quem é esta pessoa?

Eu estava visitando um residencial para idosos e havia uma senhora sentada, afastada do grupo, só observando. O grupo estava cantando "Bicycle built for two" e "You are my Sunshine", enquanto ela só assistia. Quando me viu, a senhora me chamou e falou: "Isso não é humilhante? Por que as pessoas não podem cantar músicas de shows da Broadway aqui?".

Em uma instituição de longa permanência, um senhor se recuava a participar de projetos de arte. Entretanto, quando lhe ofereceram a oportunidade de ajudar a calafetar algumas janelas, ele aceitou correndo.

Para engajar pessoas com demência, precisamos conhecê-las. Quem são elas? Do que gostam? Do que não gostam? O que é significativo para elas? O que esperam? O que as motiva? E, claro, uma das melhores maneiras de conseguir respostas para essas perguntas é obtendo informações. Converse com a pessoa com demência, fale com seus parentes, colete dados, seja um bom detetive.

Lição aprendida: *Para compreender o que motiva uma pessoa, precisamos, antes de mais nada, conhecê-la. Lembre-se sempre de que é uma* pessoa *que tem demência, e muitas vezes a melhor maneira de combater os efeitos da demência é permitir que a pessoa ressurja.*

Quem precisa de um manual de instruções?

Um membro da equipe de atividades arrumou um kit de iluminação para fornecer luz de espectro total para que os residentes com demência pudessem cultivar plantas durante o inverno. Quando ela estava procurando por uma parte do kit, um senhor se aproximou e perguntou se ela precisava de ajuda. Quando ela respondeu que sim, o senhor começou a montar o kit inteiro perfeitamente. Ele nem chegou a usar o manual de instruções. Quando a funcionária lhe agradeceu e mostrou surpresa diante da sua habilidade, ele simplesmente disse: "Eu era um engenheiro eletricista. Isso não é nada demais".

Lição aprendida: *É importante dar oportunidade para que a pessoa com demência mostre as suas habilidades remanescentes. Com frequência elas podem ser descobertas aprendendo sobre suas ocupações ou interesses prévios.*

Romance com lasanha

Um senhor com demência amava cantar. Entretanto, só se lembrava das letras de algumas poucas músicas românticas. Ele se frustrava quando não conseguia se lembrar da letra e então, para evitar a frustração, parava de cantar. Um membro da equipe de atividades começou a trabalhar com ele. Ela descobriu de quais músicas ele se lembrava e perguntou se ele a ajudaria em um evento social, que envolveria um jantar para os residentes com seus familiares. Ela escreveu os nomes das músicas que ele recordava em um *tablet*. O trabalho dele durante o jantar seria ir às mesas perguntar se as pessoas gostariam de ouvir uma música. Se dissessem que sim, ele então lhes mostraria a lista das músicas que conhecia e elas escolheriam aquela que gostariam que ele cantasse. Dessa forma, com a ajuda da equipe para driblar suas dificuldades, ele poderia demostrar sua habilidade remanescente, o que lhe permitiu desempenhar um papel social significativo e divertido.

Lição aprendida: É importante focar nas habilidades remanescentes, ao invés das habilidades perdidas. Também ajuda quando as habilidades remanescentes podem ser usadas para desempenhar um papel social e para ter um propósito significativo.

A rocha do bem e a rocha do mal

Eu estava no Território Norte da Austrália, conversando com uma funcionária que trabalhava em uma instituição que tinha residentes de cultura aborígene. Ela disse que uma residente indígena estava se mostrando muito "resistente" em tomar banho. Então, a funcionária foi visitar o vilarejo onde ela tinha vivido e voltou com um plano. Ela levou a residente para o lado de fora, deixou-a sentar em uma rocha plana, colocou algumas telas portáteis em volta e deu à residente uma mangueira de jardim. Quando isso foi feito, a idosa tirou sua roupa e se lavou com a água da mangueira, como costumava fazer por anos em seu antigo lar. Após a modificação ser implantada, não houve mais "problemas" em relação a manter a residente limpa.

Imagine que você fosse essa pessoa e fosse levado para uma caverna (o box do banheiro), onde uma rocha do mal cuspisse água quente em você. Como você reagiria? Como você se sentiria em relação às pessoas que te forçaram a entrar na caverna?

Lição aprendida: É importante conhecer o passado ou a cultura da pessoa. Neste caso, descobrir isso e então tomar uma atitude que respeitasse o comportamento de base cultural da idosa fez o "problema" desaparecer.

Arroz sagrado

Quando nosso primeiro manual do Programa para Demência baseado no Método Montessori® estava sendo traduzido para o japonês, encontramos um problema com uma das atividades para pessoas com demência mais avançada. Enche-se um pequeno balde plástico quase até o topo com arroz e escondidos sob o arroz há oito objetos. A atividade envolve pegar uma escumadeira de cabo comprido e usá-la para cavar o arroz e encontrar os "tesouros enterrados". Quando um objeto é encontrado, a pessoa segurando a escumadeira move-a gentilmente para frente e para trás para que os grãos de arroz passem através dos furos de volta para o balde. Uma vez que todos os grãos de arroz tenham caído, o objeto é colocado em um dos oito círculos desenhados em um pedaço de papel laminado próximo ao balde. Quando todos os oito objetos tiverem sido colocados em um círculo, a pessoa que está fazendo a atividade saberá que todos os objetos foram encontrados.

O objetivo da atividade, além de manter a pessoa com demência engajada, é oferecer a oportunidade de praticar usando utensílios e a amplitude de movimento da parte superior do corpo, melhorar a coordenação olho-mão e a coordenação motora fina e grossa. Usando princípios da terapia ocupacional, essas habilidades permitem que a pessoa com demência mantenha ou retome a capacidade de usar ferramentas, alimentar-se etc. Além disso, o uso do papel com círculos permite que a pessoa com demência saiba a todo momento quantos objetos foram ou não encontrados, sem ter de usar a memória ou funções executivas (que envolvem a habilidade de saber em que parte da sequência você está, além de outras coisas).

Nossa tradutora de japonês nos disse que ela não poderia traduzir essa atividade. Quando perguntei o motivo, ela nos disse que não era uma questão de idioma. No Japão, os idosos considerariam tal atividade profana. Para essa geração, tendo passado por guerras e depressões nas quais cada grão de arroz era precioso ao ponto de ser sagrado, tal uso do grão seria quase um sacrilégio. Ela recomendou que na versão japonesa do manual usássemos lentilhas ou algum outro grão que não o arroz para exercer a mesma função.

Quando o rabino de uma instituição judia ortodoxa para idosos viu essa atividade, ele disse que gostou, mas nos alertou que não poderíamos usá-la durante a Páscoa. Quando perguntei o motivo, ele me disse que, nesta época, judeus ortodoxos não devem tocar em grão crus. Quando lhe disse que o arroz não estava sendo usado como alimento, ele me olhou e disse: "Por favor, não me peça para discutir com Deus".

Quando uma visitante da Índia viu a atividade, ela me disse que poderia usá-la em seu país, mas que deveríamos colocar pedras no lugar de arroz para esconder os objetos. Quando eu perguntei o motivo, ela me disse que na Índia a atividade seria considerada apenas uma atividade normal do cotidiano. Lá, as esposas cozinham com frequência o arroz que foi cultivado e colhido por membros da família, geralmente usando as mãos. Como resultado, normalmente há pedras misturadas ao arroz, por isso é importante tirá-las antes de cozinhá-lo.

<u>Lição aprendida</u>: *As intervenções têm de ser traduzidas para a cultura da pessoa com demência. Essa cultura pode ser vista nas práticas da nação, das famílias ou dos indivíduos. As intervenções têm de ser personalizadas para a* pessoa *com demência.*

Usando as habilidades remanescentes

Pessoas com demência geralmente mantêm algumas habilidades ou pontos fortes até estágios avançados da doença. Este é sempre um bom lugar para buscar ideias sobre como criar uma intervenção. Uma habilidade que, geralmente, se mantém até tarde na evolução da demência é a habilidade de *ler*.

Leitura

Eu não consigo ler "gado"

Eu estava verificando se uma mulher com demência avançada ainda podia ler. Eu imprimi a palavra "gado" em um cartão de 15 x 20 cm e perguntei se ela poderia me ajudar. Eu lhe disse que precisava ter certeza de que estava fazendo avisos grandes o suficiente para que as pessoas da instituição pudessem ler. Eu perguntei se ela poderia olhar para o aviso que tinha feito e me dizer o que estava escrito. Ela começou a falar e disse: "Por favor, não me peça para ler, eu não posso fazer isso". Naquele momento, eu silenciosamente ergui o aviso e a mulher falou: "Por favor, não me peça para ler 'gado', porque eu simplesmente não consigo".

Como você conseguiu que eu fizesse aquilo?

Estávamos conduzindo um estudo no qual treinávamos membros das famílias para que pudessem ter visitas mais agradáveis com seus parentes com demência vivendo em instituições de longa permanência. Parte do estudo envolvia dar a todos os idosos com demência um teste de leitura. A filha de uma residente falou para um dos pesquisadores: "Minha mãe não lê mais. Não adianta nem tentar". Um membro da minha equipe respondeu que ela não deveria estar conseguindo ler mesmo, mas, como fazia parte do protocolo de pesquisa, todos os participantes eram submetidos a uma triagem, por meio de um teste de leitura. A filha acompanhou o pesquisador até o quarto da mãe e disse novamente, em frente à residente: "Minha mãe não lê mais". A idosa sentou-se na cama e disse: "É isso mesmo, eu não consigo ler". O membro da minha equipe, então, entregou uma folha de papel para a residente e disse: "Eu entendi, mas o que isso diz?". A senhora com demência começou a ler a página toda corretamente e em voz alta, então abaixou a folha de papel e perguntou: "Como você conseguiu que eu fizesse isso?".

Ela tem o mesmo nome que eu

Em uma seção anterior, escrevi sobre pessoas que não se reconhecem mais no espelho. Em um projeto de pesquisa sobre esse assunto, nós providenciamos crachás com nome para essas pessoas. O crachá era escrito em letras espelhadas, assim, quando a pessoa se olhasse no espelho, ele poderia ser lido. Uma senhora que vinha falando sozinha recebeu um crachá com seu nome. Quando o colocou e se viu no espelho, ela falou: "Ei! Aquela mulher tem o mesmo nome que eu!". Este é um claro exemplo de que a habilidade para ler se mantém em muitas pessoas com demência, mesmo em estágios avançados.

Eu nem sabia que ela podia falar

Foi em uma instituição para pessoas com demência, onde eu estava dando treinamento para a equipe de cuidadores, que uma residente com demência avançada veio para a sala quando os cuidadores estavam entrando. A residente usava um avental com bolsos cheios de coisas "colecionáveis", que ela tinha pego em suas caminhadas pela instituição – talheres, bugigangas etc. A senhora, que estava totalmente silenciosa, caminhou até uma mesa e sentou-se em uma cadeira próxima a um membro da equipe. Ninguém prestou qualquer atenção nela. Eu lhe entreguei uma cópia da história sobre Gene Kelly, abri na primeira página e disse: "O que diz o texto?". A senhora começou a ler a página inteira em voz alta. Não pude deixar de notar que a funcionária sentada próxima a ela parecia perplexa. Eu agradeci a residente por ajudar na leitura da história. Ela então sorriu e deixou nossa reunião. Perguntei para a funcionária a razão da sua perplexidade. Ela respondeu: "Eu nem sabia que ela podia falar".

O objetivo deste exemplo é demonstrar que a leitura é um hábito. Nós apenas o fazemos sem pensar muito sobre isso. Já que é um hábito, a leitura é uma habilidade vista em muitas pessoas com demência, mesmo em estágios avançados. Esses indivíduos podem ler algo, falando as palavras em voz alta, e, então, reagir ao que estão ouvindo. Primeiramente vem o fazer (o hábito da leitura) e depois a reação às palavras que foram lidas.

Lição aprendida: A habilidade de ler é geralmente mantida até nas pessoas com demência. A leitura pode ser desencadeada por meio de palavras impressas, mesmo que a pessoa com demência seja normalmente não verbal. É um hábito tão praticado que nós nem pensamos sobre ele enquanto lemos, e ele pode existir em pessoas com demência, mesmo em estágios avançados. Nunca diga que a pessoa não pode mais ler somente porque ela tem demência.

> **Nota:** Uma forma rápida de testar a leitura está incluída na seção Resources de nosso website (www.Cen4ARD.com).

A fonte da juventude

Para uma pessoa com demência ser capaz de ler um texto, ela precisa poder vê-lo. Por isso, precisamos usar um texto que possa acomodar as alterações no sistema visual que frequentemente ocorrem em pessoas com demência. Aqui estão algumas recomendações.

Use fontes de tipo sem serifa como Arial ou Helvetia, que não possuem curvas no começo ou no final das letras.

Certifique-se de que a fonte seja grossa, como quando o estilo **negrito** é usado. Tente usar um papel e uma iluminação que não produzam brilho excessivo, já que os olhos dos idosos geralmente são sensíveis ao brilho.

Certifique-se de que a impressão seja suficientemente grande. (Veja o teste de leitura disponível em nosso website: www.Cen4ARD.com. Você pode usá-lo para verificar se o tamanho está adequado para uma pessoa com demência ler bem. Se o tamanho da fonte do teste não funcionar, considere usar uma letra ainda maior antes de pressupor que a pessoa não pode ler.

Certifique-se de que há um bom contraste entre a letra e o fundo. Por exemplo, para letras pretas, um fundo branco funciona bem. Para letras brancas, um fundo preto funciona bem. Se você precisa usar um fundo colorido, cores pastéis funcionam bem com letras pretas, enquanto fundos escuros funcionam bem com letras brancas. O princípio básico é ter um bom contraste entre as letras impressas e a folha de papel.

Lembre-se de que as lentes dos olhos podem se tornar amarelas com o passar dos anos, o que pode interferir em como as cores e os contrastes são percebidos. Uma forma fácil de verificar isso é pegar uma folha de plástico amarelo (como as capas usadas nas escolas) ou óculos de esqui com lentes amarelas e, então, olhar as placas ou a impressão que você quer usar com pessoas com demência através destas "lentes" amarelas. Você perceberá que azul-escuro talvez pareça preto, azul-claro talvez pareça verde etc. Também, impressões em amarelo talvez sejam muito difíceis de ver.

Lição aprendida: Pessoas com demência são mais propensas a serem capazes de ler se a impressão das letras e o fundo forem adequados às mudanças na visão observadas em idosos, especialmente aqueles com demência. Coisas simples como o tipo de fonte usada, o tamanho da impressão e a cor do papel podem fazer toda a diferença na habilidade de leitura da pessoa com demência.

Histórias e giz de cera

Uma filha vinha visitar a mãe que morava em um residencial para idosos. Geralmente, havia pouca conversa durante as visitas. A filha perguntava como a mãe estava, a mãe dizia: "Bem, eu suponho". A filha perguntava: "Como eles estão te tratando?". A mãe respondia: "Tudo bem". Após longos intervalos de silêncio desconfortável, a filha dizia que tinha de ir. Ela ia embora se sentindo mal por ter tido outra visita inútil.

A filha, então, conversou com o diretor de atividades do residencial e eles criaram um plano. Em sua próxima visita, a filha disse: "Mãe, me conta uma história de quando você tinha quatro anos de idade". A senhora pensou um pouco e, com algum incentivo, começou a contar uma história. A filha anotou a história e então disse: "Mãe, me conta uma história de quando eu tinha quatro anos de idade". A senhora pensou um pouco e contou uma história relevante. Novamente, a filha anotou.

Usando os princípios descritos anteriormente em "A fonte da juventude", e com a ajuda do teste de leitura (disponível no website) para descobrir qual tamanho de fonte permitiria que a mãe lesse em voz alta, a filha imprimiu as histórias que havia compilado a partir dos relatos da mãe. Então, ela as entregou para a neta de quatro anos e pediu que ela "ilustrasse" as histórias com giz de cera. Em seguida, ela levou a neta para visitar a bisavó da criança no residencial.

A senhora com demência leu a história em voz alta para a bisneta. Crianças adoram ouvir histórias sobre sua família, especialmente sobre crianças da mesma idade. Quando terminaram, a garotinha pediu que ela lesse a história novamente.

A experiência criou um tipo diferente de visita para a filha e para a mãe, pois permitiu que a senhora se tornasse a guardiã do histórico da família e a contadora de histórias. Permitiu também que a filha passasse a ter visitas mais prazerosas e uma relação mais próxima com a mãe. Além disso, permitiu que a bisneta tivesse visitas agradáveis, possibilitando um relacionamento com a bisavó. O residencial não se mostrou nem assustador, nem incomodado com a presença de uma criança em suas dependências.

Lição aprendida: Teste a habilidade de leitura. Não pressuponha que a pessoa com demência não pode ler até que isso seja avaliado. A leitura abre um leque de possibilidades, incluindo caminhos para visitas melhores e relações mais significativas.

A defesa Tai Chi

Há uma maneira de cuidar de pessoas com demência que eu chamo de "A defesa Tai Chi". Na essência, envolve usar os sintomas da demência como meio de lidar de maneira eficaz com os comportamentos difíceis e/ou melhorar a qualidade de vida das pessoas com demência. Em outras palavras, você pode usar os sintomas da demência para lutar contra ela.

Eu não consigo ligar o carro

Eu conversei com uma senhora cujo marido tinha doença de Alzheimer. Eles viviam na casa deles, mas disseram para a esposa que não era mais seguro o marido dirigir. Naquela época, os carros geralmente tinham duas chaves metálicas – uma para a ignição e outra para a mala. Eu lhe perguntei como ela lidava com a situação quando o marido queria dirigir. Ela lhe dissera que ele não poderia mais dirigir? Ela me contou que deixou ele ficar com as chaves do carro, mas que havia alterado a chave da ignição, assim a chave não ligaria mais o carro. Como a chave da mala ainda funcionava, era "óbvio" para ele que havia algo errado com o carro que o estava impedindo de dirigir. Eu perguntei a ela o que acontecia após ele tentar ligar o carro e não conseguir. Ela disse: "Ele vem para dentro de casa, bufando e esperneando. Mas, sabe, se eu conseguir distraí-lo por um tempo dando a ele algo para me ajudar, especialmente algo que ele acredite ser importante, ele se esquece do carro e se acalma. Ele tem Alzheimer e é assim que funciona. Você só precisa saber como lidar com ele". Essa mulher entendeu a defesa Tai Chi.

<u>Lição aprendida</u>: *Distrair a pessoa com demência, principalmente dando a ela uma atividade importante que demande atenção, pode acalmá-la. O esquecimento pode ser muito útil caso a pessoa com demência esteja se fixando em alguma coisa angustiante para ela.*

Coquetéis com sombrinhas

Aqui está outro exemplo da defesa Tai Chi. Uma senhora estava vivendo em uma unidade especial para demência com serviço especializado de enfermagem. Ela acreditava que estava em um navio de cruzeiro indo para as Bahamas. Fazia sentido. As refeições estavam incluídas, havia um diretor para coordenar as atividades e ela participava de todas elas com estranhos que lhe pareciam familiares de alguma forma (ela, inclusive, achava que já havia os visto antes). Ao invés de contradizê-la, quando ela pedia por um Mai Tai, a equipe lhe dava um coquetel que certamente parecia tropical e tinha uma pequena sombrinha no topo do copo. Isso a mantinha hidratada e feliz.

Lição aprendida: Se a perda da memória é a característica que define a demência, considere o quanto não *lembrar de algumas coisas pode ser* útil *em certas ocasiões. Permita que pessoas com demência tenham sua própria realidade, especialmente se esta realidade é diferente e melhor do que a que você vê. O propósito da vida é aproveitá-la.*

Passeador de cachorros

Pam Nicholson, diretora de atividades de uma instituição de longa permanência em Cleveland, me contou a sua abordagem com os residentes que gostavam muito de caminhar. Em vez de tentar impedi-los, Pam pedia que eles levassem os cachorros trazidos para a instituição como *pet terapia* para passear. Assim, eles estariam participando de uma atividade que exigia caminhar. Além disso, outras pessoas paravam para olhar os cachorros e, consequentemente, acabavam interagindo com esses residentes. Isto aumentou o contato social dos passeadores, bem como sua posição social e prestígio, uma vez que lhes foi confiada a tarefa de supervisionar os cachorros que levavam para passear. Este é outro excelente exemplo de como redirecionar um sintoma da demência para alcançar um resultado positivo.

Lição aprendida: Ao dar um papel social apropriado para pessoas com demência enquanto estão exibindo um comportamento "problemático", o que poderia ser visto como um comportamento negativo (perambulação) pode ser redirecionado e conduzido a um resultado positivo.

Vivendo *com demência*

A demência é uma condição crônica. Embora seja progressiva, sua evolução varia de pessoa para pessoa. Algumas pessoas permanecem no estágio inicial da demência por muito tempo. Enquanto esperamos pela cura das diferentes causas de demência, é importante que a pessoa com demência seja capaz de viver a melhor vida possível. A qualidade de vida é a questão fundamental a ser considerada. Pessoas com demência podem ter uma boa qualidade de vida, se elas forem tratadas com respeito e dignidade e se elas forem amadas e puderem amar. Essa é uma verdade para qualquer ser humano.

Outra forma de ajudar as pessoas com demência a viverem melhor é permitindo que elas ajudem os outros. Eu já vi pessoas com demência coordenarem grupos de leitura para outras pessoas com demência, lerem para cegos, coletarem donativos para vítimas de desastres, visitarem enfermos em hospitais etc.

Além disso, também é muito importante manter a pessoa com demência conectada com a comunidade em geral. Pessoas com demência atualmente frequentam museus famosos pelo mundo porque os funcionários destes foram treinados para trabalhar com pessoas com demência. Agora, comunidades inteiras nos Estados Unidos e na Europa se tornaram "amigas das pessoas com demência" e usam um símbolo em lojas e estabelecimentos comerciais que indica que seus funcionários foram treinados para trabalhar com pessoas que apresentam perda de memória. Outros exemplos de maneiras de ajudar as pessoas com demência a se manterem conectadas com o mundo estão na seção Resources do site: www.Cen4ARD.com.

O aniversário que nunca termina

Eu estava falando com uma senhora que vivia com o marido. Ele tinha Doença de Alzheimer, que tinha progredido a um ponto no qual seus sintomas eram compatíveis com os de estágios moderados a avançados. Ela me disse: "Todas as manhãs quando ele acorda, ele vem até a cozinha e encontra um bolo de aniversário, um cartão de aniversário e um presente na mesa da cozinha. Toda noite, ele pode apagar as velas, abrir seu cartão, cortar o bolo e abrir seu presente. Eu desejo que todos os dias que ele passe comigo sejam especiais". Esta mulher compreende e utiliza a defesa Tai Chi. Ela também permite que o marido tenha mais qualidade de vida do que muitas pessoas sem demência, que acordam todas as manhãs e odeiam seus trabalhos, suas vidas e não têm ninguém que realmente se preocupe com eles.

Lição aprendida: A pessoa com demência pode viver bem com a doença, mesmo com perda de memória. O ponto-chave é focar em como fazer com que a pessoa se sinta amada. As habilidades que foram reduzidas ou perdidas não podem defini-las. Permanecer conectado com a família, os amigos e a comunidade é uma parte importante do viver bem, não somente para as pessoas com demência, mas para as pessoas que cuidam delas também.

Coletando evidências

É perfeitamente possível ver com uma claridade ofuscante que algo está errado sem ser esperto o suficiente para saber curá-lo.

Paul Meehl, (1973, p. 281

Criando um novo hábito: perguntar "Por que isso está acontecendo?"

Como mencionado na "Introdução", é importante começar uma investigação sobre dificuldades e comportamentos problemáticos vistos em pessoas com demência perguntando: "Por que isso está acontecendo?".

Na próxima seção, uma fórmula será fornecida para dar a você uma abordagem passo a passo para responder essa pergunta. Aqui estão os "suspeitos de costume" em uma investigação como essa:

- Um problema físico, como uma doença ou dor.
- Estímulo em excesso ou falta de estímulo apropriado.
- Necessidades humanas básicas (segurança, contato social ou atenção, ser necessário, amado e não ser abandonado) não atendidas.

- Falta de boas práticas no cuidado com a demência, que carece de cuidadores ou do sistema de cuidados.
- Necessidade de mudar o ambiente físico.
- Necessidade de mudar o ambiente social.
- Não utilização de técnicas de aprendizagem eficazes para pessoas com demência.

Exemplos de cada uma dessas causas serão dados em diversos casos, bem como maneiras de solucionar cada caso e resolver o problema. No final de cada caso, a *Lição aprendida* serve para dar ideias e sugerir abordagens que você pode usar para lidar com comportamentos que considere difíceis. Para ilustrar, vou começar apresentando um comportamento muito frequente e muito estressante visto em muitas pessoas com demência: fazer a mesma pergunta várias vezes.

Se eu ouvir essa pergunta mais uma vez eu vou gritar

Um dos comportamentos mais frequentes e desafiadores visto em pessoas com demência é fazer a mesma pergunta repetidas vezes. Mas, por que isso está acontecendo? É fácil de acreditar, depois de um tempo, que a pessoa com demência não está ouvindo o que você está falando ou está fazendo de propósito só para te enlouquecer. No entanto, a explicação mais provável tem a ver com a varinha de condão maléfica da perda de memória de curto prazo.

Aqui está uma maneira rápida de obter informações sobre o porquê de uma pessoa com demência continuar fazendo as mesmas perguntas. Quando uma pessoa com demência te faz uma pergunta como: "Quando nós vamos para a loja?" ou "Onde está o João?" ou "Eu já tomei os meus remédios hoje?", dê como resposta outra pergunta, como: "Quando você acha?" ou "Onde você acha que o João está?" ou "Você acha que já tomou?". Se a pessoa com demência lhe der uma das seguintes respostas: "Não, é por isso que estou perguntando" ou "Como eu saberia?", então a causa mais provável desse comportamento é uma combinação de procura por informações (tentar encontrar a resposta certa) com falta de capacidade para armazenar a resposta que ela ouve de você na memória de longo prazo. Sendo essa a situação, a resolução do caso envolve três passos. O primeiro é descobrir uma resposta que a satisfaça. Por exemplo, as respostas para as perguntas apresentadas podem ser: "duas e meia" ou "João está trabalhando, ele chegará em casa às 18h" ou "você já tomou seus remédios da manhã, mas não os da tarde".

Uma vez tendo encontrado a resposta para uma pergunta específica que seja satisfatória, o segundo passo é armazenar a informação externamente, já que a pessoa com demência não pode armazenar a informação internamente. Uma forma de fazer isso é escrever a resposta em um cartão, uma lousa branca, um bloco de notas etc. Certifique-se de que a pessoa com demência possa ler a resposta. (Instruções sobre como escrever palavras que a pessoa com demência possa ler mais facilmente podem ser encontradas na seção "A fonte da juventude".) Se ela não puder ver ou ler, a informação pode ser armazenada usando um dispositivo de áudio, como uma moldura de fotos que pode tocar uma mensagem personalizada. Se você utilizar essa estratégia, certifique-se de que seja fácil para a pessoa com demência encontrar e usar o botão "play" do aparelho. Isso pode ser feito colorindo ou colocando uma lixa ou outro tipo de material no botão "play", de forma que facilite a sua localização. Isso pode ser especialmente útil para as pessoas com pouca visão ou cegas. Se a pessoa tiver mobilidade reduzida, a mensagem talvez precise ficar à mão, como num cordão atado ao andador ou à cadeira de rodas, no bolso ou bolsa da pessoa etc.

O terceiro passo é dar à pessoa com demência prática com o procedimento de recuperar a resposta para a pergunta que ela vive repetindo. Em vez de repetir a pergunta para ela, você dirá: "Eu acho que tem uma mensagem sobre isso. Vamos achá-la". Então, leve-a até o cartão, o quadro de mensagem ou a foto emoldurada, ou deixe ela puxar o cartão de sua bolsa. Deixe que leia ou ouça a resposta e, então, diga: "Isso mesmo. Sempre que você quiser saber sobre _____, aqui está a resposta". Com a prática, a pessoa com demência geralmente aprende a encontrar a resposta sem a sua ajuda.

Naturalmente, essa estratégia só funciona se a causa das perguntas repetitivas for uma combinação de procura por informações com perda de memória de curto prazo. Há outras causas para perguntas repetitivas, que podem ser vistas em situações nas quais a pessoa com demência gosta de perguntar: "Onde está o João", e você diz: "Onde você acha que ele está?", e ela responde:

"Trabalhando". Em situações nas quais você testa a causa da pergunta e ela é capaz de lhe dar a resposta, então o comportamento de fazer repetidas vezes a mesma pergunta não está sendo causado pela necessidade de buscar informações, mas de se tranquilizar, receber atenção ou ter contato social, por exemplo. Assim, a solução para esse problema será diferente. Um exemplo de outro motivo para as perguntas repetitivas e como lidar com elas está no relato de caso intitulado "Quantas vezes é muito?".

Lição aprendida: Questões repetitivas são geralmente causadas pela necessidade de encontrar informações, combinada com a inabilidade de lembrar das respostas dadas. Encontrar uma resposta que satisfaça a pessoa com demência, escrevê-la ou gravá-la, e treiná-la para recuperar a resposta pode diminuir significativamente a frequência do problema. Entretanto, isso só funciona se a causa por trás for a procura por informações. Algumas vezes, pessoas com demência estão procurando por algo mais, como atenção, contato social ou se tranquilizar. Se for este o caso, uma solução diferente será necessária.

Os suspeitos de costume

Conforme mencionado na última lição aprendida, é comum que algumas alterações de comportamento em pessoas com demência sejam causadas por necessidade de atenção ou cuidado social ou para elas se tranquilizarem. Isso reflete necessidades humanas muito básicas, como segurança e aceitação, a sensação de fazer parte da comunidade e a necessidade de não se sentir só no mundo, de sentir-se amado.

Haverá muitos casos neste livro exemplificando como necessidades básicas não atendidas podem resultar em comportamentos desafiadores. Jiska Cohen-Mansfield escreveu que os comportamentos mais desafiadores em pessoas com demência são causados por necessidades humanas não atendidas. Em parte pelo reconhecimento disso, em alguns lugares, incluindo o Canadá, comportamentos "problemáticos" em pessoas com demência são agora chamados de "comportamentos responsivos".

Por exemplo, uma senhora com demência na fase inicial que vivia em um residencial ia frequentemente ao posto de enfermagem e perguntava: "Aqui é seguro?". Eles lhe respondiam que sim e, algum tempo depois, ela repetia o mesmo processo. Isso acontecia muitas, muitas, muitas vezes durante o dia e a noite. Quando os funcionários me trouxeram esse problema, eu lhes perguntei: "Por que isso está acontecendo?". Estava na hora de investigar a causa desse comportamento.

Como sempre, um bom primeiro passo envolve investigar a fundo a história dessa senhora. Descobrimos que ela morava sozinha em um apartamento para idosos independentes antes de se mudar para o residencial com assistência em que estava agora. Quando ela vivia lá, um assaltante entrou na residência, lhe roubou e bateu nela. Ela tinha uma boa razão para se preocupar com a sua segurança. Para atender às suas necessidades, as enfermeiras colocaram um grande aviso no posto de enfermagem com os seguintes dizeres: "Este é um prédio seguro. Ninguém pode entrar aqui sem permissão. Você está seguro aqui". Quando a senhora se aproximava do posto de enfermagem, os funcionários simplesmente lhe apontavam o aviso, que ela podia ler a certa distância. A residente sorria e voltava a fazer o que estava fazendo antes. Com a repetição, os funcionários não precisavam nem mesmo apontar para o aviso. A senhora olhava para ele sempre que sentia a necessidade de reassegurar sua segurança.

Lição aprendida: Necessidades humanas básicas acarretam muitos comportamentos "problemáticos" em pessoas com demência. Podemos usar auxílios externos e avisos para atender às suas necessidades, mas temos de nos assegurar de ensiná-las os procedimentos necessários para que elas saibam como utilizar esses recursos.

Usando a fórmula

Comece pelo físico

O primeiro lugar para começar o nosso trabalho de detetive é "pelo físico". Isso significa que devemos primeiro investigar as causas físicas do problema. Por exemplo, se a agitação está sendo causada por uma úlcera ou dor não diagnosticada, a modificação do comportamento não deve ser a primeira intervenção utilizada. As histórias a seguir dão exemplos desse princípio.

Açúcar de manhã, açúcar de noite

Um senhor com Doença de Alzheimer foi admitido em um centro de saúde e começou a apresentar um padrão de comportamento problemático. Embora frequentasse o centro há algum tempo sem incidentes, ele foi ficando gradualmente muito ansioso e agitado todos os dias após o almoço. Isso atingiu seu auge quando, no início tarde, o homem gritou: "Eles estão atrás de mim!" e destruiu a janela tentando pular para fora a fim de fugir de seus inimigos "imaginários". Nada mudou na rotina ou no ambiente desta pessoa, então a causa dessa explosão era um enigma. Um dos meus alunos, cujo pai era diabético, sugeriu que o centro verificasse os níveis açúcar em seu sangue antes e depois do almoço. Descobriu-se, então, que ele tinha uma diabetes severa e que, após o almoço, os seus níveis de açúcar no sangue disparavam. Uma vez controlado o nível de açúcar no sangue, seu comportamento problemático após o almoço despareceu.

Lição aprendida: Não presuma que um comportamento problemático é "apenas mais um sintoma de demência". É importante saber a idade da pessoa, seus antecedentes, doenças físicas e condições de saúde. Peça uma avaliação médica em primeiro lugar.

Infecção no trato urinário (ITU) e outras questões complicadas

Trabalhando com idosos, você aprende que as respostas e as reações deles nem sempre são as mesmas dos adultos mais jovens. Isso é especialmente verdadeiro para as respostas às doenças físicas, como infecções. Um exemplo clássico é a infecção do trato urinário (ITU). Um idoso pode ter ITU e não ter febre. No entanto, é comum vermos um início súbito de delirium em idosos em resposta a uma ITU. O delirium também pode ser uma resposta a um início de pneumonia, que pode não vir acompanhada de febre.

Delirium geralmente envolve uma mudança rápida do estado mental. Exemplos incluem um início repentino de confusão, desorientação em relação a tempo e espaço, desatenção, discurso incoerente, dificuldades para inibir um comportamento ou padrão de fala, mudanças na emoção e na personalidade. A chave é o início "abrupto", que geralmente é diferente do início gradual dos sintomas da demência. Essa lista de sintomas não está completa. Informações sobre delirium e como ele é diferente da demência estão na seção Resources do nosso website: www.Cen4ARD.com.

Uma questão importante a ser lembrada é que mudanças repentinas no pensamento e no comportamento geralmente estão relacionadas a causas físicas, como uma infecção. Além disso, os sintomas da demência podem ser agravados por questões como deficiência de vitamina B12. Talvez seja necessário repor essa vitamina por meio de injeções para manter seus níveis no organismo, pois, com o envelhecimento, algumas pessoas perdem a capacidade de absorver não só a vitamina B12, mas outras substâncias importantes pelo intestino.

As possíveis causas físicas para alterações de comportamento devem ser sempre investigadas primeiro, pois elas podem ser tratadas de maneira eficiente, como no caso de uma ITU, que pode ser resolvida com o uso de antibiótico. Você só deve tentar outros métodos de intervenção depois que as causas físicas forem resolvidas. Uma psicóloga me disse uma vez que não se deve usar métodos comportamentais para tratar uma úlcera – uma lição que eu nunca mais esqueci. Portanto, é importante para uma pessoa com demência ter acesso a um médico com experiência no tratamento de idosos.

Lição aprendida: Sempre busque primeiramente causas físicas para as alterações de comportamento de pessoas com demência. Aprenda sobre as mais comuns e trabalhe com um médico que tenha experiência com idosos antes de utilizar intervenções alternativas para tratar os comportamentos problemáticos.

Onde dói?

Um dos problemas mais comuns em pessoas com demência avançada é a dor não diagnosticada. Lembro que, certa vez, andando em um corredor de uma unidade para pessoas com demência em um residencial para idosos, encontrei uma senhora em uma cadeira de rodas que estava parada na entrada de seu quarto. Ela estava gritando, mas ninguém estava prestando atenção. Eu pensei ter escutado ela dizer alguma palavra em russo, então parei e me apresentei a ela em russo. Apesar de o meu vocabulário em russo ser muito limitado, eu fui capaz de dizer "olá" e o meu nome. Então lhe perguntei como ela estava. Ela disse: "Mal". Perguntei se estava com dor, ela me disse que ela estava com dor de cabeça e queria uma aspirina, mas ninguém a estava escutando. Eu fui até o posto de enfermagem e disse que a senhora do quarto 201 estava pedindo aspirina para sua dor de cabeça. O que parecia ser um grito ininteligível era na verdade uma tentativa de comunicação. Isso também é verdade quando uma pessoa com demência fala o nosso idioma, mas não conseguimos entender o que ela está dizendo.

Quando uma pessoa está com dor, ela não é ela mesma. Pense em você com dor de dente, uma distensão ou uma dor no corpo e no quanto o seu comportamento e as suas sensações mudam. E se você não conseguisse falar para as pessoas sobre a sua dor? E se o seu dente estivesse doendo, o quanto isso afetaria a sua forma de comer e beber? E se você precisasse de dentaduras para comer e elas não estivessem bem fixadas ou estivessem te machucando? E se a sua roupa estivesse apertada demais, ou se você estivesse sentado por tempo demais no mesmo lugar? E se você não tivesse ido ao banheiro por vários dias? Estes são exemplos de causas de dor que podem acarretar uma série de comportamentos "problemáticos".

Tentar descobrir se uma pessoa com demência está sentindo dor e, se estiver, onde a está sentindo pode ser um desafio. Apontar, usar símbolos ou ícones, usar palavras impressas etc. pode ajudar. Na seção Resources do nosso website há mais informações sobre esse assunto: www.Cen4ARD.com.

Lição aprendida: Para pessoas com demência avançada, pode ser difícil dizer que estão com dor. Algumas vezes, elas comunicam a dor "encenando" ou exibindo algum comportamento alterado. É importante pensar sobre tratar a causa da alteração de comportamento quando lidamos com pessoas com demência. Sempre considere a dor como uma das possíveis causas a ser investigada.

ENGAJAR! (estímulo ideal)

A pílula mágica

Imagine que você criou uma pílula mágica. Ela é mágica porque não existe nada igual e nada funciona como ela. Essa pílula alivia todos os sintomas da depressão, não produz efeitos colaterais perigosos e pode ser tomada quantas vezes forem necessárias, por quanto tempo for preciso, sem nenhum efeito prejudicial. Agora você entende por que ela é mágica. Há, entretanto, uma questão: o componente dessa pílula que produz esses efeitos não permanece no corpo por muito tempo. O efeito só dura por cerca de uma hora. Então, com que frequência você gostaria que um membro da sua família com depressão tomasse essa pílula? É claro que você gostaria que ele a tomasse a cada hora por todo o tempo que estivesse acordado.

Esse exemplo é semelhante ao modo como uma atividade envolvente e significativa funciona para uma pessoa com demência. Quando uma pessoa está engajada de maneira positiva, ela não pode apresentar simultaneamente uma alteração de comportamento. Se um idoso residente com demência está lendo em voz alta para outro residente que é cego, e que está ouvindo atentamente, é pouco provável que algum deles grite, durma, perambule, faça perguntas repetitivas ou tente "fugir". Além disso, a qualidade de vida de uma pessoa com demência é diretamente proporcional ao tempo dedicado a atividades positivas e significativas. O mesmo também se aplica a cada um de nós. Assim vemos que, quando ocupamos pessoas com demência com atividades significativas, proporcionamos uma vida melhor para elas e, como "efeito colateral", vemos uma redução nas alterações de comportamento; este efeito "depende da dose". Em outras palavras, se uma pessoa estiver ocupada uma hora por dia, você verá nela um padrão geral de comportamento diferente do observado em uma pessoa ocupada oito horas por dia.

Atividade envolve tudo o que fazemos da hora que acordamos até a hora que vamos dormir. Não é só entretenimento, embora este seja uma parte importante da vida. É claro que algumas tarefas não são prazerosas. Todos nós já tivemos trabalhos de que gostamos e outros que detestamos. O que faz de um trabalho um bom trabalho? Para a maioria das pessoas, um bom trabalho é aquele que nos desafia, nos mantém aprendendo e crescendo como pessoas, e nos dá uma boa chance de sucesso, apesar de fracassarmos às vezes. Em outras palavras, um bom trabalho não é algo tão fácil que seja impossível falhar nem tão difícil que não possamos acreditar que seremos bem-sucedidos.

Se a tarefa for fácil demais, podemos rapidamente ficar entediados. Tendo trabalhado em linhas de montagem e como cozinheiro de comidas rápidas, eu entendo o que é ter de fazer o mesmo trabalho repetidas vezes. É entediante. Por outro lado, se a tarefa é difícil ou dura demais, é fácil ficar estressado e chegar ao ponto de realmente detestar ir trabalhar. Já passei por isso também. Essas reações são vistas em todo mundo e também são vistas em pessoas com demência.

Lição aprendida: Manter uma pessoa com demência ocupada é um tratamento para alterações de comportamento associadas à demência. Quando uma pessoa está positivamente engajada em uma atividade significativa, não vemos problemas no comportamento dela. Quanto mais tempo uma pessoa com demência está engajada, menos tempo ela passa apresentando comportamentos difíceis. As melhores atividades são aquelas que não são nem tão fáceis, nem tão difíceis.

> **Nota:** Muitos manuais e outras fontes de informações sobre como encontrar e apresentar atividades para pessoas com demência estão incluídos na seção Resources do nosso website: www.Cen4ARD.com.

Perda de tempo

Alguma vez já te deram uma tarefa ou atribuição que você achou totalmente sem sentido; que ninguém leria seu trabalho ou faria algo a respeito; que só estava perdendo tempo? Como você se sentiu fazendo essa tarefa? O que você sentiu em relação à pessoa que te passou a tarefa? Você teve a sensação de que ela só te pediu que fizesse aquilo para mostrar quem estava no controle? Isso é o que chamamos de "perda de tempo". O que você sente em relação a essas tarefas é o mesmo que as pessoas com demência sentem sobre elas e sobre as pessoas que lhes dão esse tipo de trabalho.

Lembro-me de uma vez em que, conversando com uma pessoa com demência em um residencial para idosos, eu lhe perguntei: "Como é viver aqui?". Ele disse: "Você quer *realmente* saber?". Quando eu respondi que sim, ele me disse o seguinte:

> *Eles nos acordam. Eles nos vestem. Eles nos trazem café da manhã. Depois, eles nos dão algo para nos manter ocupados. Em seguida, nos levam para outro lugar onde nos dão outra coisa para nos manter ocupados. Depois, eles nos alimentam novamente. Então, começa tudo de novo, até a hora de nos levarem para a cama. Essa é uma linda prisão.*

Lição aprendida: *Não dê para alguém uma tarefa apenas para mantê-lo ocupado. Deve haver algum sentido na tarefa. Lembre-se sempre disso: se te entediaria, provavelmente também entediaria a pessoa com demência; se você acharia interessante, ela também acharia.*

Por que acordar de manhã?

Quando eu realizo sessões de treinamento com funcionários de instituições de longa permanência, uma das primeiras perguntas que faço é a seguinte:

> *Por que alguém que mora em uma das suas instituições deveria acordar de manhã? O que há lá para eles? A resposta não pode ser "Para tomar a medicação". Eu tomo vitaminas todas as manhãs. Eu faço isso para poder continuar acordando de manhã. Eu acordo porque eu tenho coisas para fazer que são importantes para mim. O que é suficientemente importante para o seus residentes que faça eles quererem sair da cama? O que eles aguardam ansiosamente?*

Pessoas com demência, assim como eu e você, querem ter um objetivo. Todos nós queremos ter uma razão para sair da cama. Uma boa qualidade de vida envolve certa expectativa pelo seu dia, acreditar que somos necessários, que temos valor e que seremos capazes de contribuir de alguma forma. Do mesmo modo que é importante evitar atividades que são "perda de tempo", é importante que qualquer atividade tenha propósito e sentido.

Como já foi discutido anteriormente, é importante adaptar as atividades para que se ajustem às habilidades atuais e ao histórico da pessoa com demência. Ajuda começar cada atividade dando a ela uma escolha. Pode ser algo simples como: "Você prefere usar essa ou aquela blusa?", se ela precisar de assistência para se vestir. Se a pessoa gosta de ajudar, mas tem dificuldades cognitivas, qual parte da tarefa ela poderia fazer? Por exemplo, ela pode rasgar a alface para a salada? Ela pode ler em voz alta para você enquanto você prepara uma refeição? Ela pode secar os pratos ou guardar os talhares depois que eles forem lavados? Ela pode cortar rodelas de bananas para um lanche se você colocar marcas na banana para ela saber onde deverá cortar com uma faca de manteiga?

Descobrimos em nossas pesquisas que pessoas com demência podem aprender as etapas para coordenar atividades para outras pessoas com demência. Já vi residentes coordenando grupos de leitura e de discussão com mais de 20 outros residentes, por uma hora, e executando muito bem a tarefa (as referências deste trabalho e materiais para grupos de leitura e discussão podem ser encontrados na seção Resources de nosso website). Novamente, se você não vê sentido real em uma tarefa, é provável que a pessoa com demência a veja da mesma forma. Geralmente, ela expressará tal sentimento dizendo: "Não me trate como criança!", ou simplesmente se recusando a sair da cama.

Lição aprendida: Para engajar uma pessoa com demência, é útil dar opções e certificar-se de que a tarefa possa ser realizada com as habilidades atuais e seja do interesse da pessoa, levando em consideração seu histórico, sua formação e, acima de tudo, garantindo que a tarefa tenha propósito e seja significativa.

A espertinha do outro lado da rua

Minha equipe e eu estivemos envolvidos em um projeto que treinava funcionários de instituições de saúde para conduzir atividades domiciliares em pacientes com demência. Um caso desafiador envolvia uma senhora que morava em frente à casa do filho, do outro lado da rua. Ele tinha se casado de novo recentemente e, apesar de a mãe ter ido ao casamento, a demência tinha apagado essa informação da sua memória (veja A "varinha de condão maléfica" e "A máquina do tempo invertida"). Consequentemente, quando a senhora olhava pela janela, via que o filho estava agora vivendo com "uma espertinha que tinha se mudado para lá e tirado seu filho da esposa". Do ponto de vista da mãe, o filho estava agora "vivendo em pecado" com aquela mulher. O que era ainda pior, o filho mandava a mulher visitar sua mãe, e a senhora dizia o que pensava a respeito dela "com todas as letras". Tentar explicar para a sogra que eles eram casados não resolvia, já que ela tinha uma nítida lembrança de quem era realmente casada com o filho – sua ex-esposa.

Neste ponto, os funcionários do centro de saúde criaram um "Livro de memórias" para a paciente. Esse conceito foi cunhado por Michelle Bourgeois. (um guia sobre como criar um livro de memórias e outros auxílios externos para pessoas com demência estão listados na seção Resources em nosso website). De maneira resumida, um livro de memórias é como um álbum de fotografias ou uma apresentação de slides. Entretanto, cada página ou slide tem somente uma única foto e cada foto tem uma pequena descrição sobre seu conteúdo. Por exemplo, pode ter uma foto de uma mulher de quando ela era criança e abaixo teria as palavras "Essa sou eu com 6 anos de idade". Livros de memórias são úteis de muitas maneiras. Eles podem ajudar com as reminiscências. Sua criação pode ser uma atividade interessante. Novas páginas podem ser acrescentadas e discutidas depois que o livro já tiver sido iniciado. Os tópicos podem ser variados e você pode usar diferentes livros de memórias para diferentes áreas de interesse da pessoa com demência (família, esportes, hobbies etc.).

Nesse caso, um ajudante do centro de saúde trabalhou com o filho e com a nora para que montassem um livro de memórias que contivesse fotos em que os três membros da família apareciam juntos. É claro que a primeira foto foi do casamento. Quando o livro de memórias foi compartilhado durante as visitas da nora, não houve conflito. Se a senhora começasse a se preocupar sobre quem estava vivendo com o filho, os funcionários do centro de saúde ou o filho podiam direcioná-la ao livro de memórias.

Lição aprendida: Atividades podem ser utilizadas para tratar alterações de comportamentos. Guardar memórias em objetos externos, como livros de memórias, não só ajuda com as reminiscências, mas também pode ser usado para explicar o que aconteceu ou não aconteceu.

A força-tarefa dos filhotes

Uma funcionária de um lugar onde trabalhei se deparou com o desafio de encontrar uma atividade significativa para um grupo de residentes com demência avançada. Ela teve uma ideia inteligente. Tendo encontrado várias pessoas que pareciam gostar de rasgar as coisas, ela lhes deu jornal e pediu que o rasgassem em tiras. As tiras de jornal eram, então, colocadas em sacolas plásticas e entregues em abrigos para animais, para servir de camas para os filhotes. É claro que isso rendeu várias visitas aos filhotes, além de eles serem levados ao residencial para visitar as pessoas gentis que fizeram as camas.

Lição aprendida: *Ao desenvolver uma atividade para uma pessoa com demência, pense sobre as suas habilidades remanescentes. Considere, também, seus comportamentos habituais e então elabore uma atividade que permita o uso de habilidades remanescentes e comportamentos típicos com materiais existentes ou que possam ser facilmente criados. É importante pensar sobre o objetivo geral da atividade. Ela deve sempre ter um sentido. Além disso, ao desenvolver uma atividade, é muito útil pensar aonde ela levará e quais atividades serão desenvolvidas a partir da atual.*

Apostando centavos

Eu estava trabalhando em um projeto que envolvia o treinamento de como engajar pessoas com demência por seus familiares. Nesse caso, eu estava falando com a esposa de um senhor que tinha demência avançada. Ele não andava, não falava nem podia ver nada que estivesse a mais de meio metro de distância do seu rosto. Quando me explicou a condição do marido, ela olhou para mim e disse sarcasticamente: "Então, você acha que eu posso chegar até ele?". Eu enfiei a mão no meu bolso e peguei uma moeda de 25 centavos, colocando-a sobre a mesa que estava na nossa frente. Eu disse: "Aqui está a minha aposta. Onde está a sua?". Ela enfiou a mão na bolsa, emergindo com uma moeda de 25 centavos, e a colocou na mesa próxima à minha. Sua filha, que estava conosco, era a pessoa responsável pelas apostas.

Eu comecei então a perguntar, para mãe e filha, sobre o histórico dele. Descobri que ele havia sido um joalheiro bem-sucedido e que havia feito muitas esculturas e joias interessantes. Elas tinham fotos que estavam em slides e poderiam ser mostradas em um projetor antigo. Conseguimos uma mesa de cama e colamos um pedaço de papel branco na beirada. Colocamos o papel posicionado na frente do senhor para que ele ficasse a uma distância de meio metro de seu rosto. Em seguida, posicionamos o projetor, contendo os slides exibindo as fotos de suas criações, de forma que elas pudessem ser projetadas no papel branco. Quando a filha ligou o projetor, o pai pôde ver o lindo trabalho que havia feito com as próprias mãos. Seu rosto se transformou e sua atenção se fixou nas imagens. Ele concordava com a cabeça, sorria e fazia sons agradáveis (estava feliz consigo mesmo). Novas fotos foram então acrescentadas, como fotos da família, de amigos e de lugares onde ele havia estado.

Eu peguei minha moeda de 25 centavos com o agradecimento da esposa. Ele faleceu algumas semanas mais tarde, mas suas últimas visitas foram agradáveis e o marido até começou a chamá-la pelo nome novamente antes de falecer.

* * *

Em outro caso, uma filha contou para um dos pesquisadores da minha equipe que a mãe tinha demência e não podia falar. E que, por conta de um AVC, ela estava com metade do corpo paralisado. O braço e a mão que podia mexer lhe permitiam usar somente o indicador e o polegar. A filha olhou para mim e disse: "Você realmente acredita que há uma forma de chegar até ela?". Mais uma vez eu tirei minha moeda do bolso e fiz minha aposta.

Durante a entrevista, a filha mencionou que sua mãe amava artes e fazia coisas lindas. Então, uma funcionária da equipe pegou alguns copos de plástico transparente, areia de cores diferentes, um funil e um vaso comprido de vidro cristalino. Ela pediu à filha para colocar areia de cores diferentes em cada um dos copos, dispor o funil no topo do vaso e colocar essas coisas diante da senhora. A filha, então, pegou um dos copos com areia dentro e, usando seu polegar e seu indicador, despejou um pouco de areia dentro do vaso através do funil. Em seguida, ela pegou outro copo com uma cor diferente de areia e despejou um pouquinho dela no vaso, criando duas camadas de areia de diferentes cores. Ela então apontou para outro copo com outra cor de areia e disse para a mãe: "Que tal usarmos essa aqui agora?". Ela passou a areia para a mãe, indicando com o movimento da mão que ela deveria pegar o copo com areia e despejar dentro do funil. A mãe usou o braço bom, o polegar e o indicador, levantou o copo até o funil e despejou um pouco de areia. A senhora prosseguiu a encher o vaso com camadas de diferentes cores até que ele ficasse quase cheio.

Por fim, a filha colocou uma rolha no topo do vaso e a mãe a empurrou para baixo, para vedar toda a areia colorida.

Lição aprendida: Temos de tentar encontrar atividades significativas e envolventes para pessoas com demência usando as habilidades remanescentes. Se elas não podem ver, podem ouvir? Se elas não podem ver nem ouvir, podem sentir o cheiro, o gosto e o toque? Se não podem mexer um braço ou perna, podem mexer outra parte do corpo? Além disso, temos de considerar a história de vida e os interesses de cada pessoa para propor atividades que sejam pessoalmente significativas para indivíduos com demência. Esse enfoque é especialmente importante para pessoas com demência mais avançada, porque elas representam o maior desafio para os cuidadores que desejam encontrar atividades envolventes que sirvam para promover interações significativas.

Programas intergeracionais

Uma das consequências da falta de estímulo pode ser a apatia. De fato, ela é uma das alterações de comportamento mais comuns observadas em pessoas com demência. No entanto, uma pessoa que só fica sentada, com o olhar perdido ou dormindo, não está "causando problemas" e, portanto, tende a ser ignorada pelos cuidadores ou membros da família. Eu estava trabalhando em uma unidade especial para pessoas com demência, observando juntamente com minha equipe de pesquisa a extensão da falta de engajamento dos residentes. Os níveis eram relativamente altos e muitas vezes resultavam em pessoas dormindo com a cabeça sobre a mesa. Começamos a trazer crianças com idades entre 3 e 5 anos e os residentes treinaram como apresentar atividades baseadas no método Montessori para elas. A transformação vista nos idosos foi impressionante. Eu me lembro de ver senhores literalmente acordando para ensinar as crianças como usar uma chave de fenda e uma chave de boca. Eu me lembro de ouvi-los falando: "esquerda solta, direita aperta. Agora, é a sua vez de falar". Eles ensinavam como dobrar e pendurar roupas, como colocar a mesa, como soletrar palavras etc. Trabalhar com as crianças era o ponto alto do dia deles. As crianças também adoravam receber atenção individualizada de um adulto. Elas não tinham medo, mostravam interesse nas atividades, além de esperarem ansiosamente pelas visitas. Lembro-me da vez em que uma TV local enviou um repórter e um cinegrafista para filmar as crianças e os adultos participando da atividade. O pessoal da TV se atrasou e um teste de incêndio ocorreu bem no meio da visita. No entanto, durante a uma hora e meia que eles estiveram juntos, as crianças e os idosos estiveram engajados; eles eram as pessoas mais calmas da sala.

Lição aprendida: *Apatia é uma resposta comum em pessoas com demência quando atividades motivadoras não estão disponíveis. Programas intergeracionais com crianças e idosos com demência podem ser efetivos se as atividades forem estruturadas de maneira que os idosos consigam realizá-las (com prática) e se também forem interessantes para as crianças envolvidas.*

Hora do show

Uma paciente de um centro para pessoas com demência começou a tirar toda a sua roupa, todas as tardes, no meio da área comum. Os funcionários do centro me perguntaram o que eles poderiam fazer para impedir que ela fizesse o show de *strip* vespertino. Eu perguntei a eles o que ela costumava fazer nesta mesma hora no passado. Eles me disseram que, primeiramente, ela tirava só os sapatos, depois começou a tirar sapatos e meias. Com o tempo, passou a despir-se completamente.

Eu perguntei para os funcionários quais atividades eram oferecidas naquela hora e eles me disseram que aquele era um "período de sossego" no meio da tarde, no qual os clientes podiam relaxar e ficar tranquilos. Em outras palavras, não havia de fato nada para fazer naquela hora. Em seguida, eu perguntei sobre a história daquela senhora. Ela havia sido uma costureira profissional.

Sugeri à equipe que eles providenciassem uma linda bolsa que seria preenchida com várias amostras de tecidos, como seda, chifon, organza etc. A equipe deveria entregar a bolsa para a mulher na hora em que todos deveriam relaxar. Eles foram instruídos a pedir que ela pegasse um pedaço de tecido da bolsa, sem olhar, e tentasse adivinhar que tipo de tecido era aquele, então o retirasse de dentro da bolsa para verificar se havia acertado. Em seguida, ela deveria tentar encontrar o par somente pelo toque. A senhora achou a atividade muito interessante, e é claro que, enquanto estava mostrando sua habilidade de reconhecer diferentes tipos de tecidos com o toque, ela não estava se despindo.

Em outro caso, uma senhora que estava em uma unidade para tratamento de demência avançada apresentava um desafio interessante e bastante similar. Ela era cega, mas no passado tinha sido uma dançarina exótica muito vivaz. Durante um período semelhante de relaxamento, também no meio da tarde, ela subia em cima da mesa e gritava: "Tragam os meninos!". Além de ser um pouco perturbador, os funcionários temiam pela sua segurança, pois ela ficava em pé na mesa quando começava o seu "show".

Descobrimos que ela tinha algumas bisnetas bastante jovens. Durante os períodos de "sossego" da tarde, ela passou a receber materiais para fazer pulseiras e outros presentes para suas bisnetas, para presenteá-las no dia da visita. Enquanto estava fazendo os presentes, ela não subia em cima da mesa nem fazia "shows".

<u>Lição aprendida</u>: A falta de estímulo e engajamento pode levar a comportamentos disruptivos, como a procura por atenção. Propor atividades significativas durante os períodos em que eles se manifestam é uma maneira de reduzir a probabilidade de desnudamento ou outros comportamentos de busca por atenção.

Camarões demais

Quando pessoas, com ou sem demência, são colocadas em ambientes com excesso de estímulo, uma de duas reações é muito comum: fugir ou brigar. Uma filha me contou que tinha levado a mãe, que tem demência, para um agradável almoço em um restaurante que costumava ser um dos seus lugares favoritos. No entanto, ela disse que, quando a comida chegou, a mãe começou a ficar muito agitada e "teve um ataque", e elas tiveram de ir embora. Essa situação aconteceu em New Orleans; se você já comeu lá, sabe que é costume haver muitos pratos com porções enormes. Conversar durante as refeições é esperado e muitos restaurantes têm um nível de barulho relativamente alto durante as horas de maior movimento.

Eu sugeri à filha que, da próxima vez que ela quisesse levar a mãe para almoçar, elas fossem no meio da tarde, quando há menos barulho. Ela deveria falar antes com o *maitre* e o garçom ou garçonete. Depois de se sentarem, a comida deveria ser servida em porções pequenas, uma por vez. Após comer uma porção pequena ou o quanto dela que ela quisesse, a mãe deveria ser consultada para saber se ela gostaria de provar mais alguma coisa; o procedimento deveria ser seguido até o final da refeição. Dessa forma, a mãe não seria superestimulada. Comida demais e com opções muito variadas, vindas ao mesmo tempo em um ambiente barulhento, pode tornar jantar fora um grande desafio para uma pessoa com demência. Entretanto, jantar pode ser uma experiência prazerosa se esses aspectos forem levados em conta.

Em outro caso, um filho veio até mim e disse: "Eu convidei a família toda para uma reunião agradável com meu pai, que tem demência. Eu queria que essa fosse uma boa oportunidade para que todos pudessem vê-lo e para que ele soubesse o quanto é amado. Em vez disso, foi um desastre. Quando todos começaram a chegar, ele foi para o quarto e trancou a porta. Ele me disse que queria que todos fossem embora e o deixassem sozinho. Foi constrangedor e decepcionante para todo mundo. O que eu deveria fazer?".

Eu sugeri que, da próxima vez que quisesse trazer a família, ele trouxesse uma ou duas pessoas por vez; ou, se o grupo viesse, que ele fizesse algo um pouco diferente: Seu pai poderia receber uma visita de cada vez em seu quarto. O visitante receberia instruções de como ter um encontro bem-sucedido com uma pessoa com demência (conforme descrito no livro *A Different Visit,* disponível em nosso website), o que envolveria uma atividade interessante. Após uma visita curta, o pai poderia ser deixado sozinho por um tempo, devendo ser questionado, posteriormente, se gostaria de receber outra visita. Dessa forma, os membros da família poderiam conversar e interagir em outra parte da casa, além de terem a chance de uma visita individualizada com o senhor.

<u>Lição aprendida</u>: *Ruídos demais, opções demais e muito estímulo podem confundir uma pessoa com demência, o que pode levar a tentativas de fuga. Reduzir o nível de barulho, tornar as opções mais simples, deixar a situação mais calma e com menos exigências pode viabilizar que a pessoa com demência participe da atividade mais facilmente.*

Clube eclético

Eu estava em um centro para adultos que tinha uma variedade de pacientes. Alguns tinham demência, outros tinhas deficiências físicas, mas eram cognitivamente intactos. Dois senhores sem demência que estavam em cadeiras de rodas, se recuperando após terem quebrado o quadril, frequentavam o centro, mas não se gostavam. Eles eram idosos saudáveis que não se davam bem e, por essa razão, viviam gritando um com o outro e se xingando. Uma paciente nova (uma senhora com demência) começou a frequentar o centro. Apesar da sua condição relativamente avançada, ela podia andar bem usando uma bengala. Quando os dois senhores começavam a discutir, ela ia até eles e tentava acertá-los com a bengala o mais forte que conseguisse. A equipe me pediu ajuda com essa situação.

Temos aqui outro caso de excesso de estímulo, mas, neste, a senhora estava reagindo agressivamente. Além disso, em decorrência de seu estágio avançado de demência, ela achava que a agressão dos dois senhores era voltada contra ela. Esse é outro exemplo de retrogênese, conforme descrito no caso "Escondendo o estranho no espelho". Crianças pequenas (e alguns adultos que nunca se desenvolvem além desse estágio), geralmente, exibem o que Jean Piaget chamava de egocentrismo. Isso significa que eles pensam que tudo se refere a eles e que todos olham para o mundo da mesma forma que eles.

Eu puxei os dois cavalheiros de lado e disse que, se quisessem continuar frequentando o centro, eles deveriam ou falar mais baixo, ou passar bilhetes um para o outro, ou aprender a conviver. Caso contrário, eu disse a eles, aquela senhora provavelmente lhes faria mal. Eles concordaram em tentar ao menos evitar um ao outro e não erguer a voz enquanto estivessem no centro.

Este é um exemplo de uma situação em que o problema não está somente na pessoa com demência. Neste caso, era muito mais fácil convencer os dois senhores, que não tinham demência, a mudar o comportamento deles como uma forma de melhorar o comportamento da senhora com demência. Na seção seguinte, você verá outros casos nos quais a solução do problema envolve mudar o comportamento de pessoas que *não têm* demência.

Lição aprendida: A reação agressiva decorrente do excesso de estímulos em pessoas com demência pode ser combatida diminuindo a quantidade de barulho e outras fontes de confusão no ambiente. Pessoas com demência, geralmente, refletem o que está acontecendo ao redor delas. Pessoas ou ambientes de ritmo frenético podem acarretar agressividade e agitação em pessoas com demência. Proporcionar um ambiente mais calmo, juntamente com atividades interessantes e significativas, é uma boa abordagem para esse desafio.

Quem realmente *tem o problema?*

Depois de descartar uma causa física ou a falta de estímulo adequado como o motivo de algo estar errado, uma pergunta crítica a ser feita é: "Quem tem o problema?" ou "De quem, realmente, é esse problema?". Às vezes o problema (e, portanto, o foco da intervenção) não está na pessoa com demência, mas pode estar em um cuidador ou funcionário, ou nas regras e no regulamento que visam proporcionar um bom atendimento. Boas intenções nem sempre se traduzem em felicidade.

Isso seria trapaça

Certa vez, eu estava trabalhando com uma senhora que cuidava do marido em casa. Ele tinha Doença de Alzheimer. Ela disse que, quando os netos vinham vê-los, o marido ficava agitado quando não conseguia lembrar o nome deles. Sugeri que ela colocasse nas crianças crachás com os nomes em letras grandes. As crianças geralmente gostam de ter seus nomes expostos (é uma novidade para elas); isso permitiria ao marido ler os nomes, ao invés de falhar tentando lembrá-los. Eu achei que minha sugestão seria recebida com entusiasmo. No entanto, ela me disse: "mas isso seria trapaça!". A intervenção, neste caso, demandava persuadir a esposa de que ler os nomes não era trapacear ou de que, mesmo que fosse, neste caso não havia problema.

Lição aprendida: Os desafios no cuidado com demência podem surgir em decorrência da falta de conhecimento ou compreensão por parte dos cuidadores.

Neste caso, "resolver" o problema passa por orientar o cuidador e as intervenções talvez envolvam mudar suas crenças ou atitudes.

O que eu devo dizer?

Um desafio para muitos cuidadores, amigos e membros da família ocorre quando eles vão visitar uma pessoa com demência. Eu ouço com frequência visitantes, ao irem embora, dizerem coisas como: "O que eu devo dizer?"; "Se eu faço perguntas, tudo o que consigo é silêncio ou 'eu não sei'"; "Me sinto constrangido". Novamente, a resolução do problema passa pela orientação dos cuidadores sobre como fazer uma visita prazerosa para o visitante e para a pessoa com demência; a mesma situação do caso "Histórias e giz de cera" descrito anteriormente.

Na seção Resources em nosso website, fornecemos materiais que podem ser úteis aos visitantes. Um bom exemplo é o manual *A Different Visit,* que eu e minha equipe elaboramos em um projeto fundado pela National Alzheimer'Association. Além disso, se for ao nosso website, www.Cen4ARD.com, você pode obter instruções para baixar vídeos sobre este assunto. A chave para se ter um boa visita é focar em atividades interessantes. Isso dá estrutura e, dessa forma, permite que as pessoas com demência tirem vantagem de suas habilidades remanescentes.

<u>*Lição aprendida*</u>*: Boas visitas requerem do visitante o aprendizado de técnicas e abordagens efetivas para engajar pessoas com demência. Se ambos o visitante e a pessoa com demência estão envolvidos em atividades significativas, todos se beneficiam e esperarão ansiosos pela próxima visita.*

Mas eu não quero prendê-lo

Uma vez, eu estava conversando com uma funcionária de um centro-dia para adultos que era nova no cuidado da demência. Ela estava preocupada com uma situação que surgira com um novo paciente com demência. Disse que tudo o que ele queria fazer era caminhar e ela sabia que ele estava frequentando o centro porque sua família queria que ele participasse de atividades. Ela estava preocupada que a única maneira de fazê-lo ficar parado fosse fazendo algo que ela não queria: prender o paciente.

Eu disse a ela que a restrição física não era um método apropriado para lidar com a situação. Como ele gostava de andar, deveria ter permissão para andar. Seria importante certificar-se de que ele tivesse um local seguro para isso. Além disso, se houvesse "estações" ao longo deste percurso com objetos do interesse dele (especialmente itens de interesse pessoal) e lugares onde ele pudesse se sentar e descansar, isso poderia ajudá-lo a focar sua atenção em atividades durante o percurso. Pessoas com demência "em movimento" conseguem comer com as mãos e beber enquanto caminham.

Outra sugestão que eu dei à funcionária foi perguntar para a família se ele estava dormindo a noite toda. Às vezes, pessoas com demência com dificuldades para dormir podem se tornar muito agitadas e fisicamente ativas durante o dia. Podemos verificar isso quando eles adormecem imediatamente após terem parado para descansar por um momento sequer. Neste caso, é importante trabalhar com os membros da família medidas que permitam que a pessoa com demência durma melhor durante a noite.

<u>Lição aprendida</u>: *É importante entender comportamentos que são comuns em pessoas com demência, como querer caminhar ou perambular. Além disso, é importante conhecer as melhores práticas nos cuidados da demência. Treinamento inadequado ou falta de conhecimento podem resultar em tentativas de intervenções fracas ou até mesmo perigosas por parte dos cuidadores. Certifique-se do tipo de treinamento e experiência que o cuidador ou funcionário teve antes de permitir que ele cuide de uma pessoa com demência. Mantenha também a comunicação aberta com a equipe de cuidadores e trabalhe com eles, assim, o manejo da pessoa com demência pode ser feito em diferentes contextos.*

Cansado demais até para pensar

Eu estava conversando ao telefone com um familiar, que estava cuidando da mãe em casa. Ela tinha Doença de Alzheimer moderada/severa, mas, por outro lado, estava relativamente saudável e fisicamente ativa. A filha cuidava dela sozinha; não havia outro membro da família por perto. Quando perguntei sobre problemas de comportamento vistos em sua mãe e comecei a sugerir maneiras de lidar com os problemas, a filha me respondeu da seguinte forma:

> *Eu me preocupo com ela 24 horas por dia. Eu não posso dormir profundamente porque tenho medo que ela se levante durante a noite. Chegou ao ponto de eu estar cansada demais até mesmo para pensar, então ao mesmo tempo que eu gosto do que você está me dizendo, eu não acho que suas as sugestões vão me ajudar muito.*

Nesse momento, eu insisti veementemente que ela procurasse a Associação de Alzheimer da região para encontrar um centro-dia para atender à mãe, para que, assim, ela encontrasse alguma forma de descansar (nem que fosse,uma soneca durante o dia). Estava óbvio, neste caso, que a primeira atitude a ser tomada era dar suporte para a filha, já que a mãe estava sendo cuidada da melhor maneira possível.

Lição aprendida: É crucial que os cuidadores cuidem deles mesmos. Isso inclui descansar, ter uma vida que não inclua sempre a pessoa que está sendo cuidada, ficar em forma, comer bem e receber apoio social, o que o torna um cuidador melhor, garantindo mais qualidade de vida para si e para o seu ente querido.

Eu estava apenas seguindo ordens

Às vezes, barreiras para um bom cuidado com a demência surgem do próprio sistema de cuidadores. Alguns exemplos são poucos funcionários em centros de longa ou curta permanência, regulamentos ou políticas que não permitam inovações ou o uso de novos métodos etc.

Eu estava trabalhando em um centro de saúde para pessoas com demência, nos EUA, que tinha mais de 60 clientes por dia e 4 funcionários na equipe. Na mesma época, tive a chance de visitar um centro na Suécia que tinha 10 clientes com demência e uma equipe com 10 funcionários, a maioria deles registrada como enfermeiros. Quando contei para as pessoas de um centro sobre a realidade do outro centro, eu ouvi expressões de espanto.

Uma vez, me contaram que o regulamento de um centro-dia para adultos cobrava da equipe uma "orientação sobre a realidade", exigindo dos pacientes atividades relacionadas a "eventos da atualidade". Os funcionários da equipe não achavam que os pacientes com demência estavam tendo muitos benefícios com a leitura do jornal feita para eles em voz alta, mas eles tinham de seguir ordens e oferecer a tal atividade. Então, os funcionários perguntaram se eles poderiam substituí-la por outro tipo de atividade com leitura que servisse a mesma função, mas proporcionasse maior envolvimento dos pacientes. A ação levou a uma linha inteira de pesquisa sobre a criação de grupos de leitura e discussão para pessoas com demência, que podem ser liderados por pessoas com demência, sendo agora utilizada em todo o mundo. Os materiais de leitura produzidos pela pesquisa estão descritos na seção Resources do nosso website.

Lição aprendida: Às vezes, o maior desafio para resolver um problema envolve o ambiente em que as pessoas com demência estão vivendo. Neste caso, orientar cuidadores, administradores, gerentes e outros no controle do ambiente social onde a pessoa com demência vive é a melhor solução.

Ajustando o ambiente físico

Cuidado com o cachorro

Eu estava trabalhando com uma equipe de um centro de saúde para adultos situado em uma casa no meio de um bairro residencial. O quintal era cercado e os funcionários da equipe relataram que alguns pacientes com demência estavam escalando a cerca para ir para o quintal do vizinho. Quando chegavam lá, eles não sabiam o que fazer e precisavam ser resgatados. Outros pacientes, que usavam andadores, iam até a cerca e tentavam "achar o caminho para a liberdade". A equipe não queria privá-los de usar o quintal, mas não tinha tempo nem funcionários suficientes para ficar "vigiando" todos que abriam a porta dos fundos e iam para o quintal. Uma estudante que trabalhava comigo na época trouxe um cartaz com letras brilhantes e os dizeres: "Cuidado com o cachorro" e o pendurou na cerca que eles estavam escalando. Isso parou todas as tentativas de ir para o quintal do vizinho. Na verdade, os pacientes começaram a discutir que tipo de cachorro o vizinho tinha, se era um doberman, labrador etc. Nenhum cachorro vivia ali, mas eles argumentaram que não é porque você não pode ver um cachorro perigoso que ele não está escondido atrás do arbusto só esperando que você pule a cerca.

Lição aprendida: É importante ver o mundo com os olhos da pessoa que tem demência. O que faz sentido para ela? Como ela vai interpretar o ambiente? Como podemos utilizar as experiências e as memórias dela para ajustar o ambiente, a fim de mantê-la segura?

Fechado – volte amanhã

Quando pessoas com demência, especialmente as que vivem em residenciais, estão se aproximando de uma porta que elas não deveriam, existe uma variedade de estratégias que podem ser usadas para reduzir o risco de elas tentarem sair. Algumas envolvem disfarçar a porta para parecer outra coisa. Com frequência, isso envolve pintar a porta para que, assim, ela pareça uma continuação da parede ao lado.

Em casos em que há fechaduras com senhas, o aparelho pode ser colocado em um local separado da porta. Vários aparelhos para digitar a senha podem ser usados, mas só um é o "verdadeiro". Em alguns casos, o aparelho pode ser "disfarçado", inclusive, pintando o contorno de um celular em volta dele.

Outras opções incluem colocar um cartaz na porta, como "Fechado – volte amanhã", ou uma faixa amarela com o aviso "Cuidado – obras, não entre" (nem sempre esta é a melhor opção, pois ela pode ser contra o código de segurança dos bombeiros). Algumas vezes , ajuda colocar a tranca em lugares não usuais, como no topo da porta. Para pessoas com demência mais avançada, elas talvez não associem a tranca no topo da porta com uma forma de abri-la.

Há, também, outra abordagem chamada "barreira visual", na qual listras pretas e brancas são colocadas no chão em frente da porta, para dar a aparência de uma ponte de madeira com espaço entre as tábuas ("mata-burro"). Essas ações podem ajudar a diminuir a aproximação de pessoas com demência mais avançada, especialmente se elas andarem com suas cabeças inclinadas para baixo, olhando para seus pés. Entretanto, se houver janelas ou outras maneiras de olhar para fora, essa solução talvez não funcione tão bem.

Lição aprendida: Alterações no ambiente podem ser feitas para chamar a atenção para um lugar ou uma mensagem. Se for o caso, a mensagem deve fazer sentido para a pessoa com demência. A adaptação do ambiente também pode esconder ou redirecionar. É importante adaptar a alteração do ambiente à experiência pessoal de cada um, e levando em consideração o estágio da demência em que as pessoas estão.

Banheiro das senhoras e banheiro das mulheres

Eu fui procurado por um programa de centro-dia. O problema relatado aconteceu depois do almoço, quando os pacientes precisavam ir ao banheiro, porque havia muito mais mulheres do que homens. O centro tinha um banheiro feminino e outro masculino. Quando todas as senhoras estavam em fila, algumas senhoras no final sofriam "acidentes" de incontinência antes de conseguirem chegar ao banheiro. O banheiro dos senhores estava vazio após alguns pacientes o terem utilizado, mas nenhuma senhora queria ir ao "banheiro dos homens". Por isso, recomendamos que, depois que os homens tivessem utilizado o banheiro, uma nova placa escrito *mulheres* deveria cobrir a placa escrito *homens*. Agora, as clientes do sexo feminino teriam a opção de ir ao banheiro das senhoras ou ao banheiro das mulheres, reduzindo, significativamente, as filas e os "acidentes" causados durante a espera.

Lição aprendida: Não tente forçar uma pessoa com demência a ir a lugares ou fazer uma atividade que ela não acredite ser apropriada. Mude o local ou a atividade para que eles façam sentido para aquela pessoa.

Deixe os pratos sujos

Uma senhora com demência estava sendo cuidada pelo marido em casa. Ele me disse que a rotina noturna deles era: preparar o jantar, comer, retirar a mesa, então ele lavava e guardava os pratos. Após 30 minutos terem se passado, a esposa perguntava quando eles iriam jantar. Ele me falou: "Se eu disser para ela que nós já jantamos e não precisamos comer de novo, ela diz: 'Você não me ama? Você nem ao menos vai me dar algo para comer?'" (pessoas com quem você vive sabem como te magoar – elas aprenderam isso há muito tempo). Ele me disse que não queria magoá-la ou fazê-la chorar, mas se ele preparasse outra refeição, a mesma coisa aconteceria mais tarde. Ele estava preocupado que ela ganhasse muito peso, mas não sabia o que fazer. Meu conselho foi que, após a primeira refeição, ele deveria deixar os pratos sujos na mesa, para ser uma evidência concreta de que a refeição já tinha sido feita. Ver os pratos poderia fazê-la acessar memórias ainda preservadas. Além disso, eu sugeri que os dois lavassem a louça juntos, secassem e guardassem antes de irem para a cama. A esposa poderia exercer qualquer papel que ela fosse capaz e estivesse disposta a fazer – lavar, enxaguar, secar, guardar ou só supervisionar.

Se nada disso fosse uma opção, mas sua esposa pudesse ler, ela poderia ler em voz alta para ele (artigos de jornal ou revista impressos em letras grandes ou páginas de livros ampliadas), enquanto ele lavava a louça. Essa última opção pode ser utilizada por cuidadores em diferentes contextos, durante tarefas como lavar roupa, cozinhar etc., pois ela dá uma função para a pessoa com demência, deixando que o cuidador saiba exatamente onde ela está enquanto ele está ocupado fazendo tarefas necessárias.

Lição aprendida: Pessoas com demência acreditarão em pistas visuais que são familiares, como pratos sujos indicando o final de uma refeição, a nota da lavanderia indicando que sua saia ou blusa está lá etc., muito mais rapidamente do que acreditarão nas palavras do cuidador. Mensagens com sua própria letra são mais fáceis de serem tidas como verdadeiras do que mensagens impressas ou escritas pelo cuidador. Uma vez que a curiosidade a respeito de um item ou acontecimento que está faltando é satisfeita, encontre algo significativo para elas fazerem que as engaje.

Chuveiro "quebrado"

Uma terapeuta ocupacional conversou comigo sobre uma senhora com demência que vivia, em casa, com vários parentes do sexo masculino. Ela tomava banho em um chuveiro bem em frente ao seu quarto. Entretanto, na perspectiva da terapeuta ocupacional, aquele chuveiro não era seguro e representava um risco elevado para quedas etc. Havia um outro, muito mais seguro, no final do corredor, mas a senhora se recusava a usá-lo. Obviamente, a primeira pergunta a ser feita era: "Por que isso está acontecendo? Por que ela gosta do chuveiro 'dela' e não do outro?". A solução envolveu duas etapas importantes.

A primeira: para manter a senhora longe do banheiro perigoso, era necessário achar uma intervenção que possibilitasse a ela decidir por si mesma que não deveria utilizar aquele chuveiro. Precisava fazer sentido para ela a utilização de um chuveiro alternativo. Então, eu sugeri que a terapeuta pedisse para a família colocar uma placa escrito "quebrado" no chuveiro perigoso e cortasse a água dele.

A segunda: objetos do chuveiro antigo, do qual ela gostava, deveriam ser transferidos para o chuveiro novo. Isso envolveria a resposta para a pergunta: "Por que isso está acontecendo?" Algumas possibilidades são bem visíveis:

- Seu chuveiro antigo dava privacidade.

Se essa fosse a principal razão para ela recusar o chuveiro novo, então seria muito importante fazer modificações para atender à sua necessidade de privacidade no chuveiro novo. A ação poderia implicar a colocação de uma placa "não entre" enquanto ela o estivesse usando; reservar seu horário de banho, para que ela tivesse a certeza de que não seria "perturbada" por ninguém enquanto estivesse tomando banho; encontrar ou criar outra área de banho para as outras pessoas, para que só ela usasse o chuveiro novo etc. As especificidades seriam determinadas pelo que estivesse disponível ou fosse possível no local.

- O chuveiro antigo era o chuveiro "dela".

Senso de propriedade é importante para todos. A ideia de o chuveiro que não era seguro ser "seu" talvez fosse o que o tornava atrativo. Se fosse este o caso, seria importante dar a ela esse mesmo senso de propriedade com o novo chuveiro. Isso poderia ser feito por meio de placas ("chuveiro de XX");

providenciando outro chuveiro para os outros moradores da casa; ou levando seus sabonetes, toalhas, decoração etc. do banheiro antigo para o novo.

- Havia algum componente no banheiro antigo que o tornava especial.

Essa questão pode envolver esquema de cores, papel de parede, objetos pessoais (veja item anterior), apoio para as mãos e uma série de outras coisas. Novamente, a estratégia seria ver se os componentes poderiam ser transferidos para o novo banheiro.

Se a senhora fosse capaz de articular seus pensamentos e desejos, a abordagem mais simples seria perguntar do que ela gostava no chuveiro antigo e o que o tornava tão especial. Se tal articulação não fosse possível, então o trabalho de detetive e/ou o de tentativa e erro poderiam ser usados para determinar o que tornaria o chuveiro "novo" atrativo para ela.

Ambas as estratégias – tornar o chuveiro antigo inacessível em decorrência de problemas técnicos" (ninguém pode argumentar com encanamentos) e tornar o novo chuveiro mais atrativo – são necessários para que o problema seja resolvido de tal forma que a senhora mantenha seu orgulho e dignidade.

<u>Lição aprendida</u>: *Podemos usar placas para redirecionar a pessoa com demência, mas também é importante tentar envolvê-la, de alguma forma, nas tomadas de decisão sobre os seus cuidados. Assim, ela mantém o seu senso de dignidade, o que, por sua vez, pode com frequência ajudar a minimizar problemas de comportamento.*

Eu já tomei meus remédios?

Pessoas com demência podem ter dificuldades com o conceito de tempo. Essa é outra manifestação da perda de memória e de outros déficits cognitivos associados à demência. Um problema comum associado a isso é visto em pessoas com demência quando elas querem saber se algo já aconteceu naquele dia. Por exemplo, talvez ela queira saber se já tomou seus remédios ou se determinada atividade já aconteceu ou não. Um cuidador pode dizer se ela já tomou ou não o remédio ou se ela já foi para a aula de artes, mas essa comunicação verbal pode rapidamente sumir de sua memória. Além disso, falar para uma pessoa com demência que um evento vai acontecer em uma hora talvez não tenha o mesmo significado que teria para uma pessoa sem demência. Pense em dizer para uma criança de três anos de idade que algo acontecerá em uma hora. Em ambos os casos, elas não têm noção de quanto tempo é uma hora.

É necessário considerar uma forma de a pessoa com demência saber o que já aconteceu ou o que ainda não aconteceu com auxílios externos. Por exemplo, um cuidador pode criar uma lista de eventos para o dia com um espaço próximo ao evento:

__X__ remédios manhã

_____ remédios tarde

_____ remédios noite

O cuidador faria a pessoa com demência marcar um "X" ou outra marca próximo aos remédios da manhã após eles terem sido tomados. Assim, quando fosse feita a pergunta: "Eu já tomei meus remédios?", o cuidador conduziria a pessoa ao local onde a lista de eventos está fixada (sempre), apontaria para a lista e diria "O que diz aqui?". Quando a pessoa dissesse: "Parece que eu já tomei meus remédios", o cuidador diria: "Isso mesmo. Sempre que você quiser saber os remédios que já tomou hoje, você só precisa vir aqui" (se a pessoa com demência inicialmente olhar para a lista e não responder ou responder errado, aponte para a marca e diga: "Aqui diz que você já tomou seus remédios da manhã. Vamos praticar! O que está sendo dito aqui?"). Com a prática, pessoas com demência podem aprender a descobrir por si mesmas o que já aconteceu ou não.

Lição aprendida: Pessoas com demência podem descobrir o que já aconteceu ou não se criarmos uma programação de eventos externos, as ajudarmos a se localizar sobre o que já aconteceu e possibilitarmos que pratiquem resgatar elas mesmas essas informações.

Boris e Natasha

Há muitos anos, quando comecei a trabalhar em instituições de longa permanência, solicitaram que eu fosse até uma unidade de cuidados especiais para pessoas com demência de moderada a grave. A equipe de enfermagem queria que eu convencesse uma residente a tomar seu medicamento para agitação. A questão era que a residente tinha demência e só falava russo. No corredor para a unidade, naqueles tempos antes das regulamentações da HIPAA,[1] eu parei para ver outro residente que era bilíngue em russo e português.[2] Eu perguntei se ele gostaria de servir como tradutor para mim, e ele concordou. (Essa era, também, uma intervenção, que permitiu a ele se envolver em uma atividade significativa e assumir um papel social de tradutor voluntário.) Quando chegamos ao posto de enfermagem, encontramos a senhora sentada tranquilamente. Com a ajuda do intérprete, eu comecei a fazer algumas perguntas; também perguntei sobre enfermeiros. No ambiente clínico, é corriqueiro que o problema que se apresenta, geralmente, não seja o problema real. Em outras palavras, é importante fazer um trabalho de detetive para determinar o que está realmente acontecendo, por que você está lá e qual é o real problema, antes de tentar "resolvê-lo".

Quando se está trabalhando com pessoas com demência, as pessoas geralmente se esquecem das *pessoas* que têm demência, e presumem que esses indivíduos não são capazes de pensamentos racionais. No entanto, tratar indivíduos como *pessoas* frequentemente pode "trazê-los de volta" (se é que eles estavam "perdidos" para começar). Então, eu comecei perguntando para a senhora (por meio do tradutor):

"Por que você está aqui?"

Ela respondeu: "Eu não sei".

Eu perguntei: "Essas moças querem que você tome uma medicação. Elas me disseram que você não quer tomar. Por quê?".

---

1 Health Insurance Portability Act – Ato da portabilidade dos planos de saúde.

2 No original, inglês.

"Eu não quero tomar medicação nenhuma. Eu sou saudável e não preciso", ela me disse. "Talvez elas que devam tomar algum. Elas me parecem nervosas."

Eu perguntei para as enfermeiras presentes: "Por que ela está aqui?".

Elas me disseram que aquela senhora entrou no quarto de outra residente e começou a limpá-lo e arrumá-lo. Quando a residente que vivia no quarto chegou, começou uma competição de gritos (em português, pela pessoa que vivia naquele quarto, e em russo, pela outra residente). As enfermeiras disseram que tiveram de separar as duas senhoras, antes que elas chegassem às vias de fato. Depois disso, elas levaram a senhora que falava russo para a enfermaria, para dar um comprimido de ansiolítico para que ela se acalmasse. Ela se recusou a tomar. As enfermeiras disseram que, agora, a senhora rotineiramente entra no quarto de cinco ou seis residentes diferentes. Elas, então, perguntaram: "O que devemos fazer?".

É nesse momento que o trabalho de um detetive começa de verdade. Eu simplesmente lhe fiz a seguinte pergunta: "Você já entrou no quarto de outras pessoas?".

Ela disse: "Não. Por que eu faria isso? Seria loucura!".

Eu perguntei em seguida: "O que você gosta de fazer no seu quarto?".

Ela me disse que, como qualquer outra pessoa, gostava de mantê-lo organizado e limpo. No entanto, muitas vezes parecia que pessoas tinham entrado em seu quarto e bagunçado tudo enquanto ela estava fora e ela tinha de arrumá-lo novamente.

Eu então perguntei: "Onde fica o seu quarto?". Ela respondeu: "Eu não tenho ideia".

A esta altura a imagem da situação estava ficando clara. O problema era que a senhora estava indo ao quarto dos outros residentes porque provavelmente não conseguia distinguir o seu quarto dos demais. Agora é que o trabalho de verdade começa: encontrar uma solução.

Uma das primeiras coisas que eu sempre pergunto quando estou tentando desenhar uma intervenção é: "Essa pessoa pode ler?". Muitas vezes, a resposta que eu recebo é: "Nós não sabemos"; uma tragédia vista com frequência no cuidado de pessoas com demência. A habilidade de leitura é mantida durante um longo período em pessoas instruídas, exceto em casos em que haja perda de visão em decorrência de condições como degeneração macular etc. (Veja o teste de leitura em nosso website e na seção intitulada "A fonte da juventude".)

Por essa razão, a equipe de enfermeiras foi perguntada sobre a capacidade de leitura da senhora. Elas me responderam que não tinham como saber, porque ela só falava russo e escrevi o nome da senhora em russo com letras grandes – CAPPA (o alfabeto russo é baseado no alfabeto grego, não no romano). Eu perguntei para a senhora, em russo (sei algumas frases nesta língua): "O que é isso?", ela respondeu: "Sarah, esse é o meu nome" (Cappa se pronuncia Sarah em russo). Então, olhei para as enfermeiras e disse: "Essa senhora consegue ler, as palavras só precisam ser escritas na sua língua".

A próxima coisa que fiz foi voltar ao escritório e imprimir o primeiro nome dela em russo com letras pretas em um papel azul claro. Em seguida, eu imprimi 6 nomes com sonoridade russa diferentes, como Boris e Natasha, no alfabeto russo, com letras pretas em papel rosa claro.

O nome da Sarah escrito em russo foi fixado na altura de seus olhos, ao lado da porta de seu quarto. Os outros nomes russos foram colocados, também na altura de seus olhos, ao lado das portas dos quartos em que ela estava entrando. Solicitei à equipe que apontasse para seu nome e dissesse "*Shtah?*" ("O que é isso?", em russo) sempre que vissem Sarah perto de seu quarto, indo para ele ou saindo dele.

Esse procedimento atingia vários objetivos, e utilizava as habilidades ainda preservadas de Sarah. Em primeiro lugar, Sarah praticaria a aprendizagem da localização onde poderia encontrar a informação sobre qual quarto era o seu. Em segundo, ela poderia olhar para o mesmo lugar fora dos outros quartos e ler os nomes fixados, podendo assim saber quais quartos não eram o seu. Finalmente, com a prática, ela poderia aprender que qualquer nome com um fundo rosa não era o seu quarto, e saberia disso à distância. Eu não recebi mais ligações para convencer Sarah a tomar medicação para agitação desde que essas práticas passaram a ser adotadas.

Lição aprendida: Novamente, sempre verifique se a pessoa pode ler, principalmente se a primeira língua dela não for o idioma local. Use os princípios da seção "A fonte da juventude" e do teste de leitura para criar o seu próprio teste no alfabeto da língua materna da pessoa.

Comprando comida, papel higiênico e outras necessidades: o comportamento dos acumuladores

Um homem com demência costumava ir até a enfermaria do residencial em que vivia para vasculhar o refrigerador. Ele tirava as embalagens contendo o almoço dos funcionários e levava para o seu quarto. Quando os funcionários disseram para ele não pegar o almoço deles, ele respondeu que poderia "fazer compras" quando e onde quisesse. Os funcionários ficavam aborrecidos por terem seu almoço tomado, mas estavam mais preocupados com a comida no quarto, que poderia estragar, provocando o risco de salmonela caso ele comesse.

Primeiro, foi confirmado que o residente, "John", podia ler. Então, em vez de discutir com ele, os funcionários foram orientados a colocar um cartaz no refrigerador dizendo: "John, por favor, sirva-se da sua comida. Sua comida tem o seu nome nela. Por favor, não pegue a comida dos outros. *Obrigado*!".

Dentro do refrigerador havia muitos enlatados com o nome dele em letras grandes. Além disso, havia um aviso em cima das latas que dizia: "John, estas são suas. Pegue quantas você quiser". Os nomes dos enfermeiros, impressos em letras grandes, foram fixados no almoço de cada um com o aviso: "Por favor, não pegue a comida dos outros".

Dessa forma, John podia identificar qual comida lhe pertencia (qual poderia ser "comprada"). Ele levou as latas para o seu quarto. Ele não estava interessado em comer a comida dos outros, só queria se certificar de que teria o direito de levar a comida para o quarto dele. Claro que, porque ele tinha demência, os funcionários podiam remover as latas do seu quarto e "reciclá-las". Assim, John podia "fazer compras" e os funcionários não tinham seu almoço roubado.

Em outro exemplo parecido, uma senhora ("Joan"), que frequentava um centro de saúde estava enchendo sua blusa com papel higiênico do banheiro das senhoras. Entretanto, o principal problema que estava sendo causado era que os outros pacientes começaram a pensar que ela estava roubando papel higiênico. A partir disso, concluíram que o centro ficaria sem dinheiro e fecharia suas portas, colocando todos eles na rua. Portanto, a senhora estava sendo discriminada como uma ladra, uma ameaça para o centro. Os funcionários queriam fazer alguma coisa para torná-la querida novamente.

Em vez de falar para ela não pegar mais papel higiênico, os funcionários colocaram um grande número de rolos de papel higiênico no banheiro, empilhados como uma pirâmide, e escreveram "Joan" em cada um deles. Um aviso acima da pirâmide informava: "Joan, por favor, só pegue os seus rolos. Eles têm o seu nome neles". Próximo à pirâmide havia uma sacola de compras de uma loja de departamentos sofisticada. A bolsa também tinha "Joan" escrito em letras grandes. Desta forma, Joan poderia colocar os rolos com seu nome na sua sacola e carregá-la pelo centro. Não havia necessidade de ela colocar partes do rolo dentro da sua blusa quando ela tinha o rolo todo disponível e uma linda sacola de compras para colocá-los. Além disso, os outros clientes não lhe acusavam mais de estar roubando, já que se alguém olhasse dentro da sacola veria claramente que o que havia dentro estava com seu nome. Ela não poderia ser ladra; era somente uma boa paciente e, assim, ela foi novamente aceita dentro do centro.

Muitas pessoas com demência têm compulsão por colecionar ou acumular coisas. Em vez de tentar convencê-las a parar, o que geralmente não funciona, é útil canalizar a compulsão, pois se você conseguir canalizar isso, o comportamento se torna menos estressante para todos, que podem até mesmo ver a situação com humor. De certa forma, essa situação é muito parecida com a defesa Tai Chi já descrita neste livro – precisamos aprender a seguir junto com a demência, ao invés de confrontá-la.

Lição aprendida: Algumas vezes você precisa "seguir o fluxo". Lutar contra um comportamento nem sempre dá certo e pode causar outros problemas. Redirecionar a compulsão por colecionismo, em vez de tentar pará-la, talvez seja um caminho menos estressante para a pessoa com demência e os seus cuidadores lidarem com esse comportamento.

Ajustando o ambiente social

Agora ou mais tarde, isto ou aquilo: dando opções

Pessoas com e sem demência não gostam de se sentir forçadas a fazer algo. Nós não gostamos de entregar o controle de nossas vidas, mesmo para pessoas próximas que nos amam. Por essa razão, dar opções é tão importante, pois permite que as pessoas com demência mantenham o senso de controle e, assim, também a sua autoestima.

Quando damos escolha, isso ajuda a fornecer estrutura em vez de perguntas abertas. Duas opções, geralmente, funcionam melhor, especialmente para uma pessoa com demência moderada a avançada. Por exemplo, você pode perguntar: "Você gostaria de usar essa blusa ou aquela?". Dessa forma, a pessoa pode escolher, descrevendo a blusa que deseja usar ou simplesmente apontando para sua opção. De forma parecida, você pode perguntar se ela quer fazer algo agora ou mais tarde. Você pode fazer uma série de perguntas com duas opções, por exemplo: "Você gostaria de peixe ou frango?", se ela escolher frango, você pode perguntar: "Assado ou frito?", e assim por diante. Se dar opções é algo novo que você está tentando, é importante lembrar que pessoas com demência talvez não estejam acostumadas a fazer escolhas, especialmente se tudo tem sido feito *para* ela e não *por* ela. Ela terá de reaprender a fazer escolhas e, talvez, não acredite que no final sua escolha será respeitada. Algumas vezes, sua escolha talvez seja: "Eu não quero fazer isso" ou "Me deixe sozinho". Sempre que possível, devemos respeitá-la, pois, assim, a pessoa com demência poderá aprender que ela tem, pelo menos, certo controle sobre a sua vida.

Para escolhas sobre banho, você pode colocar um calendário no quarto da pessoa com demência e perguntar para ela em quais dias prefere tomar banho.

Circule os dias no calendário, e talvez coloque um adesivo, símbolo ou escreva na data uma indicação de que aquele é o "dia da banheira" ou "dia do chuveiro". Quando o dia da banheira chegar, comece colocando duas toalhas e duas esponjas no quarto; tenha toalhas e esponjas de cores diferentes, de modo que elas combinem. Essa é uma forma de oferecer um auxílio externo ou um aviso do que está por vir. Então, diga: "Eu vi no calendário que você quer tomar um banho de banheira hoje. Hoje é... (segunda, terça, quarta...), um bom dia para um banho. Esta ou aquela (aponte para cada uma delas)? Você quer essa esponja ou aquela (aponte para cada uma delas)?". Qualquer que seja a escolha, diga em seguida: "Ótima escolha! Eu também gosto dessa cor".

<u>Lição aprendida</u>: *Dar a possibilidade de escolha é importante para as pessoas com demência, mas é importante dar opções que permitam que ela o faça de maneira eficaz e não se estresse.*

"Eu sou um ser humano"

Lembro-me de quando trabalhava com um senhor que ficava muito chateado quando acreditava que alguém estava tentando forçá-lo a fazer algo. Antes de nós começarmos a trabalhar com ele e respeitar suas escolhas, ele costumava xingar em voz alta as pessoas que estavam tentando levá-lo ao banheiro. Após participar de um programa no qual as suas escolhas eram honradas, se ele acreditasse que estava sendo forçado a fazer algo, em vez de xingar ele falava: "Eu sou um ser humano, caramba! Você não pode me tratar dessa maneira!". Sua natureza humana e sua autoestima estavam sendo recuperadas e elas se manifestavam dessa forma interessante. É claro que trabalhamos com os cuidadores que estavam provocando essas respostas para demonstrar como dar opções e senso de controle a ele, quando queriam levá-lo ao banheiro. Mudar as palavras que eles usavam (por algo como: "Sr. ______, tudo bem, para o senhor, se o levarmos para o banheiro agora?") teve um impacto dramático na qualidade de vida dele (e na deles).

<u>Lição aprendida</u>: *Se honrarmos as escolhas da pessoa com demência, ela começará a responder de forma mais natural. Dessa forma, não ficará chateada, pois será tratada com o respeito e a dignidade que acredita merecer. A maneira*

como falamos e fazemos pedidos às pessoas com demência deve refletir a forma como gostaríamos que falassem conosco.

Sequestrado por ciganos

A uma colega que estava prestando consultoria em um residencial para idosos foi apresentado um caso de uma residente que dizia estar sendo sequestrada por ciganos, que a faziam voar pelo ar contra sua vontade. A situação chegou ao ponto em que, por causa de seus medos, ela estava se negando a ir para o seu quarto à tarde, horário em que geralmente cochilava. Minha colega entrou com ela, prometendo ficar do lado de fora da porta enquanto ela descansava. Após ela ter se deitado na cama, funcionários entraram no seu quarto para trocar os lençóis. Eles a levantaram e trocaram os lençóis, enquanto a suspendiam acima da cama. Durante todo o tempo, a senhora os chamava de "ciganos" e eles a ignoravam. Minha colega falou com eles, que passaram a se apresentar toda vez que entravam no quarto daquela senhora. Eles deveriam explicar o que iam fazer ali, perguntar se tudo bem para ela se trocassem os lençóis naquele momento, falar como seria agradável ter lençóis limpos na cama, conversar com ela enquanto a levantavam, e agradecer quando terminassem. Em seguida, eles diriam que não viam a hora de vê-la no dia seguinte. Após essa mudança no comportamento dos funcionários, a senhora parou de relatar que estava sendo sequestrada e não tinha mais medo de ir para o seu quarto.

Lição aprendida: *Pessoas com demência não são "loucas". Geralmente, pensamos assim erroneamente, porque estamos tentando olhar o mundo com os nossos olhos. Mas, em muitos casos, a observação delas faz sentido quando dedicamos um tempo olhando o mundo através dos olhos delas.*

Atenção programada

Às vezes, pessoas com demência não conseguem articular suas necessidades de segurança, atenção ou contato social. Consequentemente, é fácil para os cuidadores inferir que elas não têm essas necessidades. Como podemos nos proteger disso?

Uma amiga fonoaudióloga, que se chama Emma (Lou) Eaves, desenvolveu uma técnica chamada *atenção programada*. Em residenciais para idosos, por exemplo, é comum que pessoas com demência que têm mobilidade reduzida tenham uma equipe de enfermagem que vai até seu quarto com certa periodicidade para levantá-las e mudá-las de posição na cama, a fim de prevenir a formação de escaras ou úlceras na pele. Algumas vezes, isso envolve uma rotina que é feita em silêncio, por ao menos parte da equipe. Entretanto, em lugares onde a técnica da *atenção programada* é utilizada, uma rotina diferente acontece. Um símbolo como um triângulo verde é colocado próximo ao nome do residente, indicando que ele está no programa de *atenção programada*. Isso significa que *qualquer* membro da equipe, independentemente da função que ocupa, deve se envolver por no mínimo 30 segundos em uma conversa com o residente. Idealmente, quando a equipe muda o residente de posição, ela deve descrever para o paciente o que eles estão fazendo durante o processo e dizer a ele quando farão aquilo novamente. Se o residente não puder responder verbalmente, ainda assim é necessário que conversem com ele, o que pode ser uma conversa sobre um membro de sua família, o clima ou atualidades. Uma resposta deve ser dada a qualquer verbalização do residente, mesmo que a sua fala seja incompreensível. Isso envolve olhar para o residente, dar retorno não verbal e falar com uma voz calma e tranquilizadora. Lou relatou que quando os residentes são tratados como pessoas, ao invés de objetos a serem deslocados, eles literalmente acordam e começam a responder e a agir como pessoas. Como eu disse anteriormente, ver o triangulo verde demanda *atenção programada* de toda a equipe, incluindo arrumadeiras, pessoal da lavanderia, da manutenção etc., permitindo que toda a equipe esteja envolvida e melhorando, assim, a qualidade de vida do residente e da equipe.

<u>Lição aprendida</u>: *É possível construir rotinas que permitam ao cuidador proporcionar contato social e atendimento a outras necessidades para pessoas com demência. Conversas e outras forma de contato podem ser adicionados a qualquer tarefa quando o cuidador está por perto. Isso pode ter um impacto positivo também nos cuidadores.*

Transferências

Duas bonecas é melhor do que uma

Uma paciente com demência avançada em um centro-dia ficava muito resistente e atacava a equipe quando eles queriam levá-la ao banheiro. Quando chegavam lá, ela se acalmava e as coisas corriam tranquilamente. Entretanto, a dificuldade era levá-la até lá. A equipe relatava que a paciente adorava segurar uma boneca, da qual ela "tomava conta". A minha sugestão foi que ela recebesse duas bonecas, uma para cada mão, quando fosse levada para o banheiro. Quando a equipe tentou isso, inicialmente, a paciente pediu a um deles para por favor segurar uma das bonecas. Claro que isso deixaria uma das suas mãos livre para acertá-los. Eles, educadamente, disseram a ela que as duas "crianças" eram de sua responsabilidade. A paciente, então, entrou no banheiro sem atacar nenhum membro da equipe que a acompanhava. Com o tempo, o ato de colocar outra boneca nos braços dela se tornou uma pista de que estava na hora de ir ao banheiro, e essa rotina acabou eliminando sua resistência.

Lição aprendida: Há duas lições para serem aprendidas aqui. A primeira é dar algo (preferencialmente macio) para que a pessoa com demência segure durante as transferências, para que absorva sua atenção. Podem ser duas esponjas para banho, algo para comer ou qualquer coisa que precise das duas mãos. Quando as duas mãos estão ocupadas, e a pessoa está segurando algo macio ou que ela queira, como uma comida favorita, o processo da transferência pode passar a ser associado a algo prazeroso, por meio do condicionamento clássico.

A dança para o chuveiro

De uma maneira semelhante, tenho visto cuidadores convidarem pessoas com demência a dançarem com eles até o chuveiro, fazendo com que a transição até o banho seja um evento social e prazeroso.

Convite para passar batom

Se você é uma cuidadora cuidando de uma mulher com demência, uma maneira de levá-la ao banheiro é dizer: "Por que nós não vamos retocar nosso *blush*?", ou qualquer outro convite que seja apropriado para uma mulher fazer companhia a outra no banheiro. Outra opção é dizer algo como: "Eu tenho um batom de uma cor que ficaria linda em você. Vamos experimentá-lo juntas?". O segredo é fazer disso um convite para socializar, em vez de uma situação de comando ou que pareça uma forma de controlar o idoso.

Lição aprendida: Pense sobre como você se sente quando alguém "te dá ordens" ou "te diz aonde ir". Perguntar à pessoa com demência se ela quer te acompanhar como parte de uma interação social entre iguais pode reduzir a resistência a transferências.

Receitando atividades

Um dos funcionários de um centro de cuidados de uma comunidade me perguntou sobre uma senhora que, quando ia ao centro de manhã, sentava-se em uma cadeira de balanço na varanda da frente e se recusava a sair dali. Ela recusava até ir almoçar, por isso a comida tinha de ser levada até ela na varanda. Não importava o quanto a equipe suplicasse, ela não entrava no prédio.

Quando a equipe me perguntou o que fazer, eu lhes fiz a seguinte pergunta: "Vocês já perguntaram para ela por que ela não sai da varanda?". Eles nunca haviam feito essa pergunta. Depois de questionada, a senhora respondeu: "Eu não estou me sentindo bem. A ambulância do Hospital _______ está vindo me buscar. Eles vão fazer eu me sentir melhor".

Após discutirmos a sua resposta, um dos meus alunos criou um receituário com o nome do hospital nele e a equipe escreveria "prescrições" de atividades, como almoçar etc. Quando a senhora lia a prescrição, ela acreditava que o hospital queria que ela almoçasse e participasse de atividades. Além disso, já que a prescrição era do hospital, ela sabia que estava tudo bem, pois o hospital devia saber que ela estava lá.

Há várias lições neste caso. A primeira é: tentar argumentar com uma pessoa com demência, geralmente, não é produtivo para ninguém. A lógica geralmente está do lado dela, uma vez que você compreende suas suposições básicas. Além disso, mesmo que seu argumento vença, ela provavelmente se esquecerá dele e voltará para a sua posição original em pouco tempo.

Segunda: as intervenções têm de fazer sentido do ponto de vista da pessoa com demência, devendo ser encaixadas no seu sistema de valores, crenças e premissas.

Finalmente, o uso de uma "lorota terapêutica" é justificado se levar a uma melhor qualidade de vida para a pessoa com demência.

<u>Lição aprendida</u>: *Muitas vezes, a pessoa com demência acreditará em outra pessoa antes de acreditar em você. Geralmente, é uma pessoa com autoridade (médico, advogado, banqueiro, clérigo) ou alguém que represente uma fonte de autoridade. Se a mensagem vier dessa outra pessoa ou fonte de autoridade para fazer alguma coisa, provavelmente a pessoa com demência seguirá a sugestão. Esse também pode ser o caso de alguém de quem ela goste ou que respeite, mas não viva com ela, como um familiar de outra cidade, um amigo da sua idade ou um membro da equipe de quem ela goste.*

Pare e cheire as flores de plástico

Uma residente de uma instituição de longa permanência para pessoas com demência estava sendo levada em sua cadeira de rodas para ter suas unhas dos pés cortadas. Um membro da equipe disse: "Você está vindo aqui para cortar as suas unhas dos pés". A senhora parecia preocupada e disse: "Eu não quero". A funcionária, então, disse: "Está tudo bem, não vai doer quando eles cortarem suas unhas". A senhora disse: "Eu estou com medo". Quando a funcionária tentou empurrar a cadeira de rodas para dentro da sala, a senhora começou a gritar.

Eu pedi para falar com a residente e a levei para um quarto tranquilo no qual havia outras duas pessoas entretidas com uma atividade de colagem. Eu dei à senhora algumas flores de plástico e nós as arrumamos juntos. Perguntei se ela gostaria de receber uma massagem nos pés e pedicure. Ela me disse que parecia ser uma boa ideia. Eu disse que poderia levá-la para fazer isso e pedi que ela segurasse as flores e cuidasse delas para mim. Enquanto eu empurrava a cadeira de rodas para a sala, conversamos sobre o crescimento das rosas e do jardim que ela cultivava quando tinha sua própria casa.

<u>*Lição aprendida*</u>: *É importante ver o mundo com os olhos das pessoas com demência e ouvir com seus ouvidos. A senhora estava ouvindo as palavras "cortar" e "machucar". Quando elas foram substituídas por "massagem" e "pedicure", ela não mostrou mais medo. Além disso, dar algo para a pessoa segurar e prender a sua atenção é uma boa maneira de viabilizar cuidados pessoais sem problemas.*

Batatinhas fritas e quadris

Eu estava em uma reunião na enfermaria de uma unidade de demência avançada, em um residencial para idosos, quando ouvi uma residente gritando: "Por que você está tentando me matar? Socorro! Alguém me ajude!". O interessante para mim era que ninguém lá se moveu. Naquele momento, eu interrompi a reunião e perguntei: "Quem está gritando? O que está acontecendo?". Disseram que era a Zelda e que ela sempre fazia isso quando estava sendo levada para o banheiro. Após alguma investigação, descobri que Zelda tinha quebrado o quadril recentemente. Ela gritava quando um membro da equipe a mudava da cama para a cadeira de rodas, para levá-la ao banheiro. Quando chegava ao banheiro, ela se acalmava. Eu conversei com o membro da equipe que era responsável por transportá-la e perguntei o porquê de ela estar com medo. Conversamos sobre a possibilidade de Zelda pensar que a dor que ela sentia durante a transferência da cama para a cadeira de rodas era causada de forma proposital, por parte do funcionário. No entanto, Zelda tinha de ser transportada, então falamos sobre como focar a atenção dela em outra coisa que não a sua dor durante a transferência. Eu expliquei que era como ter a atenção focada em algo externo durante um parto com o método de Lamaze; se sua atenção estiver voltada para algo que não seja você mesmo, a percepção da dor pode ser menor. Após investigar sua condição médica, descobrimos que ela poderia comer guloseimas, como um saco de batatinhas fritas. Eu sugeri a uma funcionária que, antes de começar a transferir Zelda, ela lhe desse um saco de batatas fritas para segurar durante a transferência e que a deixasse comer algumas durante o caminho até o banheiro. Dessa forma, ela focaria a atenção da paciente no petisco. Este é um conceito semelhante ao ponto focal usado na técnica de dar à luz de Lamaze. A analogia se estende aos idosos com demência, porque eles podem sentir dor durante uma transferência em decorrência de condições físicas, como artrite, recuperação pós-cirúrgica etc. Se eles se queixarem de dor para o cuidador e ele continuar, mesmo depois da transferência, é fácil para a pessoa com demência concluir que é o cuidador quem está lhe causando a dor de propósito, já que a sua queixa sobre estar sendo machucada está sendo "ignorada".

Além disso, ela começou a ver o membro da equipe como alguém que está trazendo um agrado, ao invés de alguém que só está ali para causar dor. Fazendo isso repetidas vezes, o medo e a gritaria exibidos por Zelda diminuíram e criou-se uma associação emocional postiva durante a transferência entre ela e sua cuidadora. Essa é uma forma de condicionamento clássico que será discutida na próxima seção deste livro.

Lição aprendida: Quando uma pessoa com demência tem sua atenção voltada para algo interessante do ambiente ao seu redor, ela estará menos propícia a algum comportamento difícil. Esse é frequentemente o caso da transferência, que já foi discutida na seção "Duas bonecas é melhor do que uma". Essa solução ajuda em casos de comportamentos repetitivos, como dizer sempre as mesmas coisas, ou pedir repetidas vezes para ir ao banheiro. Quando a causa física já foi eliminada, pense em providenciar um foco de atenção externo. Como foi o caso de dar flores de plástico para a senhora segurar enquanto ela estava sendo levada para cortar suas unhas. Encontrar algo interessante que possa ser carregado é uma ótima maneira de acalmar uma pessoa com demência. Isso é especialmente verdadeiro em casos de demência mais avançada.

Nova aprendizagem: não é necessariamente assim

Você talvez já tenha ouvido ou lido que as pessoas com demência não podem aprender coisas novas. Essa afirmação é falsa. Pessoas com demência estão aprendendo o tempo todo, mas algumas vezes simplesmente não vemos, porque fomos treinados a prestar atenção nos déficits das pessoas com demência, e não em seu potencial. O mesmo é válido para pesquisadores, profissionais, familiares e até mesmo para as próprias pessoas com demência. Neste capítulo, você verá uma série de exemplos de tipos de aprendizagens que ocorrem, frequentemente, em pessoas com demência. Se focarmos nas habilidades que elas já têm, usando-as como base da nossa intervenção, estaremos muito mais propensos a resolver os casos apresentados por pessoas com demência.

Condicionamento clássico

Condicionamento clássico é uma forma de aprendizagem disponível para pessoas com demência que pode ser utilizada o tempo todo. Quando as coisas aparecem juntas constantemente, elas podem ser associadas. Por exemplo, se ao alimentarmos nosso peixinho batemos com o pote da comida na borda do aquário fazendo-a cair, o peixe aprenderá a nadar até a borda sempre que ouvir o barulho de algo batendo no vidro. No entanto, por se tratar de um reflexo relativamente inconsciente, cuidadores não o reconhecem como uma forma aprendizagem. Mas é extremamente útil como intervenção, podendo ser utilizado de diferentes formas. Aqui estão alguns exemplos de condicionamento clássico que podem ser utilizados com pessoas com demência, seguidos de exemplos de como usá-los para resolver problemas e melhorar a qualidade de vida dessas pessoas e de seus cuidadores.

Barricada na porta

Eu estava falando com uma terapeuta que trabalhava em uma instituição mista de pessoas com e sem demência. Eu perguntei a ela: "Você atende muitos pacientes com demência?". Ela respondeu: "Não. É muito deprimente". Quando eu perguntei por que se sentia assim, ela me disse: "Quando eu trabalhava com eles, após algumas visitas ao consultório, quando eles retornavam, tentavam se segurar no batente da porta e se negavam a entrar. É tão deprimente! Eu não preciso colocá-los nesta situação, e eu certamente não quero ficar passando por isso, então eu simplesmente parei de tentar trabalhar com eles". Naquele momento, eu perguntei silenciosamente para mim mesmo: "Por que isso está acontecendo?". Uma possibilidade parecia ser bastante provável: essas *pessoas* estavam aprendendo, por meio do condicionamento clássico, que aquele era o lugar onde elas fracassavam. Os sentimentos associados ao fracasso – frustração, raiva, vergonha e constrangimento pelos múltiplos episódios de ida ao local para trabalhar com essa pessoa – tornaram-se fortemente associados ao contexto em questão. Com o tempo, a simples placa do consultório ou a terapeuta faziam surgir os sentimentos associados ao fracasso. Embora pessoas com demência possam não ser capazes de se lembrar dos detalhes das sessões, elas com certeza podem reconhecer o que sentiam ao ver a placa do consultório. Como resultado, elas faziam o que podiam para evitar ir até aquele lugar. Elas foram condicionadas a detestá-lo e, provavelmente, a terapeuta sentada dentro dele também. Essa situação é conhecida como uma resposta emocional condicionada. Neste caso, a emoção negativa torna-se associada com o local e a figura da terapeuta.

A lição aqui é: se você é aquela que sempre diz "não" para a pessoa com demência, ou "Você tem que fazer isso agora", ou "Pare com isso!", ou "Por que você não me escuta?" etc., ela pode aprender a não gostar de você. Ela talvez não saiba exatamente por que não gosta de você, mas reconhecerá e agirá sobre as emoções negativas que emergem na sua presença.

Lição aprendida: Pessoas com demência podem aprender a amar ou detestar um lugar, bem como o contexto de um lugar, por meio do condicionamento clássico e de associações repetidas com experiências, sejam elas agradáveis ou desagradáveis, vividas naquele lugar.

A bondade preventiva *vs.* segura na mão de Deus e vai

Eu ensino funcionários de residenciais para idosos sobre técnicas chamadas de "bondade preventiva". Elas são especialmente úteis quando lidamos com residentes agressivos. Imagine que você recebe cerca de um salário-mínimo para ser responsável pelos cuidados pessoais (e, frequentemente, extremamente pessoais) de um residente que grita com você, tenta te bater e morder e, caso consiga se comunicar verbalmente, te chama por nomes feios sempre que te vê. Infelizmente, a versão simplificada do treinamento para equipes de cuidadores, geralmente, se resume a:

> *Eles não sabem o que estão fazendo. Você tem de ter paciência. É a doença que está se manifestando. Eles não sabem fazer de outra forma. Aqui, segura na mão de Deus e vai. E quando ele falecer, haverá outro igualzinho a ele para ficar no seu lugar.*

É basicamente um desamparo aprendido. A ideia de que nada pode ser feito para tornar as coisas melhores e que qualquer tentativa só faz as coisas piorarem. Cuidadores podem chegar a esse ponto trabalhando com residentes, pacientes ou seus próprios familiares. Quando essa conduta negativa faz parte do trabalho de treinamento, ela faz com que a ideia se torne muito difícil de ser modificada.

Primeiro, a pergunta básica "Por que isso está acontecendo?" ajuda bastante. Muitas vezes, essa maneira de interagir com o cuidador se tornou um hábito. E, obviamente, como o cuidador geralmente tenta evitar o residente agressivo o máximo que consegue (assim como toda a equipe), ele tenta concluir seu trabalho o mais rápido possível (frequentemente esquivando-se dos golpes). Essa é a forma habitual como cuidadores interagem com esses residentes. Todas as partes envolvidas estão presas a um ritual que se sustenta. E obviamente, se ninguém fizer nada diferente, nada irá mudar.

Uma bondade preventiva envolve alguns passos simples. Em nossas sessões de treinamento, pedimos aos funcionários para tentarem por 30 segundos ou, então, no início ou no final de seus expedientes. A primeira coisa é abordar o residente desafiador (ficando fora do alcance dos seus braços) e observar algo sobre ele que pudesse ser o foco de um comentário agradável, como algo que ele esteja vestindo. Por exemplo, o membro da equipe pode dizer: "Eu adorei esse colar/anel/blusa que você está usando. Te cai muito bem. Seja quem for que te deu, essa pessoa deve gostar muito de você". Então, a pessoa pode sair. É só isso.

Se a pessoa com demência disser algo negativo, ele deve ignorar. Se o membro da equipe perceber algo que indique uma resposta positiva, ele deve agir e retribuir. Por exemplo, se o residente mostrar qualquer sinal de um sorriso, a pessoa pode dizer algo como: "Olhe só esse sorriso! Eu adoro quando você sorri, o quarto todo se ilumina".

<u>Lição aprendida</u>: *Pessoas com demência têm o resto de suas vidas para aprender a associar o cuidador com sentimentos positivos, se os cuidadores estiverem dispostos a usar essas técnicas. Ao longo do tempo, a pessoa com demência pode aprender a gostar do cuidador de que não gostava anteriormente. E o mais importante: o cuidador pode aprender a gostar da pessoa com demência utilizando o condicionamento clássico.*

Ele *sempre* foi meu amigo

Em New Orleans, eu prestei consultoria para um centro de saúde de adultos, mantido pelo Fundo de Caridade Católica. O foco era o cuidado de pessoas com demência. No centro, se formou uma panelinha de senhoras idosas, todas as quais eram brancas. Um paciente negro foi admitido no centro. Quando ele se aproximou dessas mulheres, suas respostas vieram direcionadas por décadas de hábitos e costumes sociais. Elas falaram para ele ir embora e o chamaram por vários nomes, usando insultos raciais.

Membros da equipe de funcionários foram até elas e disseram: "Vocês deveriam se envergonhar. Esse é um bom homem que nunca fez nenhum mal a vocês! Como vocês podem se denominar cristãs e tratar outra pessoa dessa maneira?".

As senhoras concordaram com o membro da equipe e prometeram que aquilo não se repetiria. Então, a varinha de condão maléfica da demência foi acenada; 30 minutos depois, quando o senhor se aproximou, elas o trataram da mesma maneira que antes. O funcionário veio até mim e disse: "Faça elas pararem".

Naquele momento, já estava relativamente claro o motivo de isso estar acontecendo. A questão agora era: o que deveria ser feito? Eu perguntei para o funcionário se os pacientes do centro recebiam rotineiramente coisas das quais gostavam. Ele respondeu que eles gostavam de ganhar prêmios em jogos. Então, sugeri que nas próximas duas semanas todos os jogos do centro fossem "fraudados", para que a panelinha das senhoras ganhasse todos os jogos. Eu reforcei com eles que todos os clientes do centro tinham demência, logo, eles não lembrariam quem havia vencido os jogos de um dia para o outro.

Além disso, eu disse que, de agora em diante, todos os prêmios do centro deveriam ser entregues ao vencedor pelo novo cliente. A partir daquele momento, todas as coisas boas do centro deveriam passar por esse senhor. Eles começaram a colocar o plano em prática.

Quando eu retornei ao centro, duas semanas mais tarde, perguntei para a equipe se as senhoras continuavam a chamar o senhor por nomes feios. O funcionário me disse que não acontecia mais. Na verdade, se você perguntar, elas dirão que gostam muito dele e que sempre gostaram.

Este é outro exemplo do que se conhece em condicionamento clássico como um condicionador de respostas emocionais. Neste caso, a emoção positiva sentida quando ganhavam um prêmio foi associada ao senhor.

<u>Lição aprendida</u>: Com o condicionamento clássico, pessoas podem aprender a gostar de novas pessoas se elas tiverem experiências positivas, repetidamente, associadas aos novos indivíduos.

Não sente embaixo da macieira[1]

O condicionamento clássico pode ser usado de diferentes formas. Por exemplo: se uma música específica é tocada por 5 minutos antes do almoço todos os dias, as pessoas com demência aprenderão a associar o som ao almoço. Nada mais precisa ser feito, somente tocar a mesma música, na mesma hora, de maneira constante. As pessoas com demência podem escolher que música elas querem que toque. De maneira semelhante, eu já vi um pianista ser usado para trazer as pessoas para o almoço antes que ele começasse a ser servido; no final do almoço, o piano parava de ser tocado, sinalizando que era hora de encerrar e ir para a próxima atividade.

Lição aprendida: Por meio do condicionamento clássico, a música (ou outro som, imagem ou evento) pode ser associada com atividades, pessoas, idas e vindas.

Saia do meu lugar

Pessoas com demência podem aprender locais. Um teste rápido, e familiar para qualquer um que já tenha trabalhado com idosos, que comprova isso é: sentar no lugar em que um residente costuma se sentar nas últimas semanas ou meses. Se você se sentar na cadeira "dele", geralmente ele irá até você e expressará sua insatisfação, frequentemente na forma de uma frase como: "Saia da minha cadeira". Esse é um detalhe importante a ser lembrado. Se ele vem ao residencial ou ao centro porque tem demência, e depois de um tempo "aprendeu" qual é a sua cadeira na hora do almoço, a aprendizagem só pode ter se dado após o início da demência.

Lição aprendida: Pessoas com demência podem aprender locais e lembrar o que é "deles" por meio de associações repetidas.

Eu amo a senhora que mora no andar de cima

Um homem se aposentou e, como acontece algumas vezes, passou a ficar em casa, um espaço que a esposa sempre gerenciou enquanto ele estava fora no

---

1 No original "Don't sit under the apple tree" faz referência a uma música de 1942 bastante conhecida assinada por The Andrews Sisters.

seu escritório durante os dias de trabalho. Ao longo do tempo, ele desenvolveu a Doença de Alzheimer. A esposa começou a "assumir o controle" de sua vida cada vez mais, o que o deixou cada vez mais ressentido. A rotina deles consistia em, durante o dia, ficar na parte de baixo da casa; após o jantar, eles iam para o andar de cima, tomavam banho juntos e, então, iam para a cama deitar nos braços um do outro, até pegarem no sono.

Um dia, o senhor fez algo "tipicamente masculino", como deixar suas roupas de baixo sujas jogadas no chão, ao invés de colocá-las no cesto de roupas sujas. A esposa começou a ler uma lista de boas maneiras – várias vezes para ter certeza de que ele não esqueceria (isso pode acontecer mesmo quando o cônjuge não tem demência). Depois de um tempo, o marido explodiu e disse: "Já chega disso. Eu estou te deixando. Estou indo morar com a mulher que vive no andar de cima!".

Essa reação dele na verdade faz sentido, se você considerar o que sabemos sobre demência. A mulher do andar de cima está associada com um comportamento amoroso, sensualidade e afeto. A mulher do andar de baixo era ressentida por tentar controlar sua vida. O andar de cima e a mulher que vive lá, por meio do condicionamento clássico, foram associados a muitas emoções positivas (uma resposta emocional condicionada foi aprendida). Já a mulher que mora embaixo...

Lição aprendida: É possível para uma pessoa com demência aprender a gostar ou a não gostar de alguém com base em uma constante associação entre emoções positivas e negativas. O mesmo acontece com lugares – elas podem aprender a detestar ir a determinados lugares onde falham, "são controladas", ou onde a dor está presente a maior parte do tempo. Elas também podem aprender a gostar de ir a determinados lugares onde sucesso, escolhas, pessoas e afeto são encontrados com frequência.

Esperando no banheiro dos homens

Os funcionários de um centro para adultos me perguntaram sobre uma senhora que não queria participar das atividades matinais. Ela ficava em frente ao banheiro dos homens até a hora do almoço, isso quando conseguiam convencê-la a comer. Durante a tarde, ela ficava bem, o seu marido a buscava e eles iam para casa. Como sempre, a questão era: "Por que isso está acontecendo?".

Uma boa maneira de começar a responder essa questão é dar um passo para trás e observar. Quando observamos a senhora, desde a sua chegada pela manhã, vimos que o marido tinha estabelecido uma rotina de "despedida". Ele a levava até o prédio, falava que iria "ao banheiro dos meninos" e, então, saía correndo pela porta lateral quando a esposa não estava olhando. Essa era a maneira que ele lidava com a despedida – não lidando com ela. Essa é uma situação muito semelhante à que os pais enfrentam quando têm de deixar os filhos pequenos no jardim de infância. O que acontece com frequência é que a criança chora e implora para os pais não irem embora e, quando eles vão, rapidamente se acalma e começa a interagir com seus amigos e a participar das atividades.

A primeira lição a ser aprendida é que os pais, ou neste caso com adultos os cuidadores, têm que se despedir, reafirmar que voltarão, e então ir embora. Os funcionários podem ajudar reafirmando ao paciente que seu cônjuge voltará. Uma mensagem do cuidador, impressa e anexada a uma foto dele, pode reassegurar o paciente de que ele voltará para buscá-lo no horário combinado. (Dica: tente não se atrasar.) A mensagem também pode dizer que o cuidador estará ocupado, fazendo compras ou outra tarefa fora do alcance, especialmente se for algo que o paciente não gostaria de estar fazendo.

A segunda lição deste exemplo, novamente, ilustra que as pessoas com demência podem aprender lugares. Neste caso, a cliente acreditava em seu marido e o esperava sair do lado de fora do banheiro. Uma vez que isso se tornou uma rotina, não era de surpreender o fato de que ela começou a associar o lugar com a presença do marido. Portanto, na sua perspectiva, sair da porta do banheiro masculino, pela manhã, para participar de alguma atividade era o mesmo que abandonar o marido. E como ele estava demorando para sair do banheiro, não devia estar muito bem. Por que a esposa abandonaria o marido quando ele poderia estar precisando da ajuda dela?

<u>Lição aprendida</u>: É importante estabelecer uma rotina quando você precisa se despedir de uma pessoa com demência. Não vá simplesmente embora, deixe-a saber que você voltará e que a ama e então vá. Deixá-la com pessoas que

cuidarão bem dela é bom para ela e para você. Ela estará envolvida com a própria rotina, com seus cuidadores e com outras pessoas quando você partir, então deixe que isso aconteça e vá embora.

Me dê o telefone/Assine por favor

Temos aqui um exemplo da aprendizagem de localização, da aprendizagem motora, da leitura e do condicionamento clássico usados de forma combinada para resolver um caso. Uma senhora com demência em um residencial para idosos vinha até um funcionário da equipe e dizia: "Minha filha nunca vem me visitar. Ninguém se preocupa se eu estou viva ou morta! Me dê o telefone. Eu quero que você ligue para ela e me deixe dizer o que eu penso sobre ela!".

Aqui vemos um comportamento que provavelmente é resultado de duas coisas agindo em conjunto. A primeira é o efeito da "varinha de condão maléfica", causando déficit de memória episódica, já mencionada anteriormente. A segunda é a necessidade de uma reafirmação – a mãe precisa saber que a filha a visita e que voltará, mesmo que seja muito difícil para a mãe lembrar que a visita aconteceu.

Nesse caso, a filha visitava a mãe três vezes por semana. A residente ficava agitada e começava a dizer essas coisas uma hora depois que a filha tinha ido embora. Os funcionários da equipe deparavam com a opção de ligar para a filha e deixar a residente ficar com raiva dela, ou tentar distraí-la ou dizer que a filha não estava disponível. Nenhuma dessas alternativas era a ideal.

Uma abordagem que pode ser bem-sucedida neste caso é o uso de um "Livro do visitante". Isso envolve uma abordagem coordenada entre a família visitante e os membros da equipe que cuidam do residente. A filha trouxe com ela um livro, parecido com um diário, na visita seguinte. No final da visita, a filha escreveu um pequeno resumo do que elas haviam conversado e terminou escrevendo "eu te amo e venho te ver novamente na quarta-feira".

A filha pediu para a mãe ler o que ela havia escrito (é importante se certificar de que a mãe pode ler o conteúdo do livro) e depois perguntou: "Como podemos chamar isso?". Isso também é importante. O livro ou qualquer outro auxílio externo usado por pessoas com demência devem ser classificados ou nomeados pela própria pessoa com demência. Isso assegura que, quando ele for mencionado ou discutido, a classificação ou nome farão sentido para a pessoa com demência.

A mãe decidiu chamá-lo de "Visitas da Valerie", e esse nome foi colocado na capa do livro, com letras grandes e em negrito. O livro foi fixado com cordão ao pé da mesa que ficava próxima à cama da senhora. A filha disse para a equipe o nome do livro e então delegou o restante para eles.

Uma hora após a filha ter ido embora, a mãe voltou-se para dois membros da equipe e disse: "Minha filha nunca vem me visitar". Em vez de tentar contradizê-la, eles passaram a utilizar outra abordagem. Um deles olhou o roteiro, que estava fixado à prancheta, e lendo ele falou: "Sabe, eu acho que tem uma mensagem da sua filha para você. Vamos achá-la". O funcionário a levou até o seu quarto, apontou para o livro "Visitas da Valerie" e disse: "Eu acho que a mensagem está aí dentro. Por que você não abre e vê?" Ao ser encorajada, a residente abriu o livro. E, então, o funcionário falou: "O que ela diz? Você poderia ler para mim?". A senhora leu a mensagem que a filha tinha escrito havia uma hora, com as informações sobre sua última visita e a próxima, restabelecendo assim a confiança da senhora.

O método acalmou a residente e ela não mais expressou a necessidade de ligar para a filha. O funcionário da equipe disse ainda: "Sempre que quiser saber sobre as visitas da Valerie, você só precisa vir aqui e olhar você mesma".

Como toda a equipe usou o roteiro deixado na prancheta, isso garantiu a consistência necessária para responder aos questionamentos da residente. Como pessoas com demência aprendem fazendo, fazer as coisas sempre da mesma forma torna a aprendizagem mais rápida. Com a repetição, o sentimento positivo de alívio e segurança criado com a leitura do livro de visitas se tornou associado ao próprio livro de "Visitas da Valerie" e à sua localização. Um padrão emergiu no comportamento da senhora: quando a ansiedade sobre ter sido deixada sozinha e sem visitas aumentava, isso desencadeava uma resposta motora que a levava até onde o livro estava. Uma vez lá, ela seguia o procedimento de ler o livro e ser reassegurada. É importante notar que, eventualmente, não foi mais necessário que os funcionários a levassem até o lugar do livro – a residente aprendeu como chegar até lá sozinha.

Lição aprendida: Quando uma pessoa com demência precisa obter informações ou se sentir reassegurada, mensagens endereçadas às suas necessidades podem ser escritas para treiná-la a resgatar as informações ou se reassegurar sozinhas. Se elas têm problemas de mobilidade, a mensagem pode ser fixada no andador, na cadeira de rodas ou na bengala. Se eles não podem ver ou ler, a mensagem pode ser gravada. Um exemplo é um "porta-retratos falante", que permite gravar uma mensagem com a sua própria voz, para ser reproduzida pela pessoa com demência. A questão é focar nas habilidades remanescentes e usá-las como base para as intervenções.

Os A-C-Cs: antecedente – comportamento – consequência

Algumas vezes, as técnicas de condicionamento operante e outros princípios da terapia comportamental funcionam melhor. No condicionamento operante, um reforço aumenta a frequência do comportamento, já aqueles que não são reforçados diminuem em frequência. Ser reforçado ou não é uma consequência do comportamento. Uma forma de pensar sobre isso é considerar o A-C-C do comportamento: o que antecedeu aquele comportamento? Quais serão as suas consequências? Quando olhamos para o que vem antes e o que vem depois dos comportamentos, muitas vezes conseguimos entender melhor por que um comportamento ocorre e como podemos influenciá-lo.

Antecedentes

A senhora Sampson

Eu estava em um residencial para idosos onde um grupo de auxiliares de enfermagem decidiu ir ao cabelereiro juntas e cortar seus cabelos compridos bem curtinhos para um *look* de verão. Quando elas voltaram ao trabalho, várias residentes com demência se recusaram a deixar as auxiliares darem banho nelas. O motivo: as mulheres agora pareciam homens, por causa dos seus cabelos curtos. As residentes não queriam um homem dando banho nelas. Os antecedentes (o comprimento dos cabelos, neste caso) mudaram, bem como o nível de cooperação das residentes. Usando a abordagem A-C-C, se substituirmos os novos antecedentes pelos antigos, devemos ter um retorno aos antigos comportamentos (conformidade). Dessa forma, a sugestão dada foi que a instituição comprasse algumas perucas de cabelos compridos, que poderiam ser usadas pelas auxiliares de enfermagem antes de abordar as residentes para o banho, transformando-as em "mulheres" novamente, pelo menos enquanto estavam com as perucas. Após o banho, elas podiam ser retiradas.

Em um caso semelhante, uma funcionária da saúde domiciliar cuidava de uma senhora com demência. Embora a funcionária fosse sempre gentil, a senhora era sempre grosseira e se recusava a corresponder à gentileza da funcionária. Um dia, a irmã desta senhora foi visitá-la quando a funcionária estava presente. A irmã disse a ela que quando eram crianças, ela e a irmã tinham sido atormentadas por outra menina que era tirana. "Ela se parece muito com você!", disse a irmã. A funcionária comprou uma peruca e, a partir daí, elas passaram a ter um bom relacionamento – pelo menos enquanto a peruca estava sendo usada.

Lição aprendida: Que "gatilho" está desencadeando o comportamento? Se mudarmos o que o antecede, podemos modificá-lo. Se gostamos de um comportamento antigo e ele mudou, precisamos ver se algo novo passou a antecedê-lo. Se sim, substitua-o pelo que costumava anteceder o comportamento anterior.

Consequências

Quantas vezes é muito?

Eu estava em um centro para adultos quando a equipe me confrontou com um problema. Eles disseram que uma paciente nova ficava constantemente perguntando: "Quando meu marido vai chegar?". Eu tive de me ausentar na época e só voltaria em uma semana, então disse a eles: "Façam um favor para mim. Façam uma marca nessas duas folhas de papel cada vez que ela fizer essa pergunta. Dessa forma, veremos quantas vezes ela realmente faz a pergunta em dois dias seguidos. Eu os ajudarei a descobrir o que fazer".

Essa é uma técnica emprestada da terapia comportamental. Muitas vezes, os cuidadores podem se sentir melhor se contarem a frequência com que um problema ocorre; isso dá a eles o que fazer, além de um senso de propósito e de controle. Sabemos pela psicologia cognitiva que as pessoas superestimam a frequência de um evento desagradável. Além disso, marcando a frequência com que ela faz a pergunta e vendo que não é um comportamento constante, eu esperava que a equipe fosse capaz de aguardar até meu retorno, usando essa intervenção "temporária". Quando voltei, na semana seguinte, a equipe me entregou duas folhas de papel e aguardou minha resposta. Eu contei 800 marcas em cada papel. Em outras palavras, a senhora estava perguntando "Quando meu marido vai chegar?" cerca de 800 vezes durante um dia (das 8h30 às 16h30); algo em torno de uma vez a cada 30, 45 segundos, muito próximo de "constantemente".

A primeira coisa que eu disse foi: "Por que isso está acontecendo?". Quando a equipe começou a dizer "Porque ela tem demen...", eu disse: "Vamos descobrir. Na próxima vez que ela vier até um de vocês e fizer essa pergunta, eu quero que vocês respondam: 'Quando você acha?'. Ok? Vamos tentar".

Então, quando deixamos o escritório em que estávamos conversando e entramos no centro, a paciente se aproximou de um dos funcionários e disse: "Quando meu marido vai chegar?". O funcionário olhou para mim e disse: "Quando você acha?". A cliente, sem perder tempo, disse: "16h30", que era a resposta que ela vinha recebendo com muita frequência durante muitos dias. Depois de 30 segundos, ela olhou para o membro da equipe e repetiu: "Quando meu marido vai chegar?".

A resposta dela tinha aspectos e maneirismos diferentes daquela de uma pessoa procurando por informação. Ela envolvia um trio de reforços que podem agir sozinhos ou em diferentes combinações entre eles: reafirmação, atenção e contato social, o que requer uma abordagem específica para solucionar o problema. Essa é uma classe de comportamento repetitivo controlada por esse trio de reforços. Outro exemplo é alguém que vive apertando o botão da campainha de chamada de seu quarto, ou que vive tocando a campainha para chamar sua cuidadora. Geralmente, quando você vai aos quartos e pergunta qual é o problema, ele dirá: "Nada, não há nada errado". Então, minutos mais tarde, ele tocará a campainha novamente.

Comportamentos repetitivos de alta frequência geralmente não começam dessa maneira. Normalmente, quando a chamada é feita, o cuidador vai até lá. Então, nas vezes seguintes, ele talvez não vá na primeira vez que a campainha toca, especialmente se acredita que não haverá "nada de errado". Depois de um tempo, talvez a campainha tenha de ser tocada mais e mais vezes para fazer com que o cuidador vá até o quarto. Esse comportamento não é aleatório. Esse é um padrão típico de um comportamento que é reforçado depois de muitos episódios. Esse é um cronograma de reforço "ruim", que cria um padrão forte que é difícil de se extinguir.

Há três passos a serem seguidos nessa situação. Os primeiros dois são de curto prazo, enquanto o último é uma solução mais permanente.

Passo um: não reforce comportamentos repetitivos. No caso da senhora perguntando sobre o marido, quando ela fazia a pergunta, um membro da equipe deveria dizer: "Quando você acha?". Quando a senhora respondesse: "16h30", o membro da equipe deveria dizer: "Isso mesmo. Agora eu tenho que ajudar outra pessoa" e ir embora. No caso da campainha, o cuidador deveria ir até o quarto e dizer: "Algum problema?". Se a pessoa com demência dissesse "Nenhum", ele deveria dizer: "Ok, estarei com você mais tarde" e ir embora.

Observe que essa ação não significa ignorar o comportamento, já que fazer isso só aumentaria a sua frequência. O comportamento é levado em conta, mas não é reforçado.

Passo dois: dê reforço quando o comportamento repetitivo *não* ocorre. Uma forma de pensar sobre essa situação é que há uma razão para a repetição. A pessoa com demência precisa ter uma certa quantidade de reforço, atenção e contato social a cada dia. O mesmo também acontece com todos nós. Infelizmente, elas aprenderam que suas necessidades só serão atendidas por meio de comportamentos repetitivos. Dessa forma, precisam aprender algo diferente: que podem ter as suas necessidades atendidas sem ter de fazer perguntas ou tocar a campainha repetidas vezes. Para aquela senhora, isso significa que a equipe deve assegurá-la de que seu marido virá buscá-la, quando ela *não* estiver perguntando, exigindo da equipe decisões muito conscientes sobre como proporcionar a ela segurança, ao invés de esperar pela pergunta. No entanto, isso significa que, agora, a equipe pode ter controle da situação. Para o problema da campainha, o cuidador deveria ir ao quarto da paciente e dar a ela atenção e contato social quando ela *não* estivesse tocando a campainha. (Veja a seção que aborda a "Atenção programada" para outro exemplo de um cronograma de atenção a pessoas com demência.)

Passo três: proporcionar atividades significativas para engajar a pessoa com demência. Como já mencionado anteriormente, enquanto uma pessoa está engajada em uma atividade significativa e que prende a sua atenção, ela geralmente não apresenta comportamentos problemáticos. No caso da senhora, quando ela começou a se engajar com o preparo dos lanches e em servi-los, o seu comportamento de perguntar repetidamente reduziu significativamente, até o ponto de não mais ser considerado um problema; ela se tornou uma "cidadã exemplar". Para pessoas tocando campainhas, é útil lembrar que, se estivessem fora de seus quartos fazendo algo significativo (como ler para outro residente que é cego ou ler para um cuidador enquanto ele prepara o jantar), elas não estariam tocando a campainha.

Lição aprendida: Comportamentos não são aleatórios. Comportamentos repetitivos, geralmente, resultam de reforços negativos pelo não atendimento de uma necessidade. Para esse padrão ser interrompido, o reforço deve ser modificado. A melhor abordagem, no longo prazo, é providenciar atividades significativas que engajem a pessoa com demência. É especialmente útil a atividade ocorrer na hora que o comportamento repetitivo é visto com maior frequência.

Suborno versus *reforço*

Algumas vezes, os cuidadores não querem dar algo de que a pessoa com demência gosta como recompensa por um comportamento apropriado. Eu já ouvi pessoas dizerem: "Eu me sinto mal subornando alguém para fazer algo" ou "Ele deveria querer fazer isso porque é o certo. Eu não deveria ter de recorrer ao suborno". Uma vez eu ouvi o dr. B. F. Skinner, um dos mais famosos psicólogos comportamentais do século XX, abordar essa questão. Ele disse que, quando recompensamos comportamentos adequados, estamos usando o *reforço*. Quando recompensamos comportamentos inapropriados, estamos usando *suborno*.

Minha própria observação é que todos nós queremos reforço. Nós não vamos ao trabalho somente porque é a coisa "certa" a se fazer. Nós queremos o nosso salário; somos recompensados por trabalhar. O reforço é uma ferramenta dos cuidadores, o suborno é uma ferramenta dos políticos e daqueles que querem comprar seus votos ou favores para ganho pessoal.

Um paciente de um centro para demência avançada estava apresentando resistência quando a esposa ia levá-lo para casa. Ele se negava a entrar no carro dela. Ela, juntamente com a equipe do centro, ficava tentando persuadi-lo a entrar, o que estava tomando muito tempo e causando uma grande ansiedade. Por sugestão minha, na próxima vez que a esposa foi buscar o marido, ela o conduziu até o carro e abriu a porta do banco de trás, deixando que ele visse que um dos seus lanches favoritos estava lá. Ela disse: "Por que você não entra e come um pouco?". O senhor entrou, sentou-se e começou a comer. A esposa silenciosamente fechou a porta do carro e foi embora. Depois disso, ele não teve mais problemas para entrar no carro.

<u>Lição aprendida</u>: Reforço e suborno são duas coisas diferentes. O reforço dá suporte ao comportamento positivo, enquanto o suborno dá suporte ao comportamento negativo.

O contrato social

Há uma abordagem para usar contingências – o "C" na forma A-C-C de aprendizagem – que envolve formar contratos, especialmente o que pode ser chamado de "contrato social". Essa abordagem é chamada de *contrato de contingência*. Um contrato, que é criado entre a pessoa com demência e uma ou mais pessoas, explicita as consequências de se fazer certas coisas. Por exemplo, o contrato pode conter: "Se eu estiver calmo e não ficar bravo durante o jantar, poderei escolher o que assistir na TV" ou "Se eu bater no Jim durante o jantar, não poderei assistir TV". O melhor é que a pessoa com demência participe plenamente do processo, incluindo decidir sobre as consequências positivas e negativas. Todos os envolvidos devem assinar o contrato e concordar com seus termos. Como a pessoa com demência tem déficit de memória, ajuda ter o contrato disponível como referência. Você pode usar uma técnica chamada repetição espaçada, descrita na seção seguinte. Por exemplo, você pode treinar a pessoa a fazer a seguinte associação: “O que eu devo fazer quando começar a me sentir bravo?”. Resposta: “Olhar o meu contrato”. A melhor coisa sobre o contrato é que ele se torna uma autoridade em qualquer discussão sobre “regras”. Por isso é importante que os termos não sejam ambíguos e sejam bem compreendidos por todas as partes antes de ser assinado. Contratos têm sido utilizados com sucesso em uma grande variedade de comportamentos e com pessoas de diferentes idades. Ele é recomendado principalmente para pessoas em estágio inicial da demência.

Lição aprendida: *Tornar as contingências explícitas e prontamente disponíveis ajuda as pessoas a regularem seus próprios comportamentos.*

Regras para conviver em grupo

Várias pessoas com demência em estágio inicial decidiram formar um grupo de estudos para aprender coisas novas. Em uma das primeiras etapas do processo, o grupo decidiu sobre as regras de conduta para os seus membros, baseadas no tratamento de todos com respeito e dignidade. Essas regras foram então colocadas no mural da sala em que eles se reuniam. Se um membro agisse grosseiramente com outro, ele seria lembrado de olhar as regras, que incluíam pedir desculpas pelo comportamento inapropriado. Se o agressor se negasse, ele seria convidado a se retirar do grupo pelo resto daquele dia de encontro (o que também era uma das regras de conduta).

Lição aprendida: Os contratos de contingência podem ser realizados entre pessoas e grupos ou entre membros de um mesmo grupo. Exibir as regras definidas e praticar os procedimentos para relembrá-las contorna os déficits de memória entre os membros. Além disso, a prática desses comportamentos – tratar os outros com respeito e dignidade e pedir desculpas por comportamentos inadequados – permite que as pessoas com demência aprendam a demonstrá-los, pelo menos dentro do ambiente em que as regras são aplicadas.

Repetição espaçada

Outra forma de aprendizagem disponível para pessoas com demência é uma técnica chamada *spaced retrieval* (repetição espaçada). A repetição espaçada envolve a prática para que a pessoa consiga se recordar de informações em intervalos de tempos cada vez mais longos. Por exemplo, uma pessoa pode perguntar: "O que você faz quando está entediado?". A resposta provável seria: "Eu olho na lista de coisas para fazer". Dito isso, o treinador deve repetir a pergunta: "O que você faz quando está entediado?". Se a pessoa com demência puder resgatar a resposta imediatamente, ela deverá dizer: "Eu olho na lista de coisas para fazer". O treinador deve aguardar por volta de um minuto e, então, deve fazer a pergunta novamente. Se a pessoa com demência der a resposta certa, o intervalo antes da próxima pergunta deve ser o dobro. Por exemplo: resgate imediato, 1 minuto, 2 minutos, 4 minutos, 8 minutos, 16 minutos etc. Se a pessoa com demência der a resposta errada, você deve dar a resposta certa e pedir para ela repetir em seguida (para assegurar que todas as tentativas de resgate terminam com sucesso), além de diminuir o intervalo para o último em que ela acertou a resposta. Assim, no exemplo dado, se a pessoa errar a resposta em 8 minutos, você dirá a resposta correta, fará a pergunta novamente para praticar um resgate imediato/ resposta correta e, então, deverá fazer o próximo intervalo de apenas 4 minutos de duração. Se ela se lembrar corretamente da resposta em um intervalo de 4 minutos, o próximo intervalo será de 8 minutos. A repetição espaçada é parecida com uma técnica comportamental chamada "*shaping*" (modelagem), que envolve reforços a aproximações progressivas do objetivo desejado. Neste caso, é a memória para uma quantidade específica de informação ou para aprender uma estratégia que está sendo modelada, sendo o objetivo desejado a retenção por períodos longos – dias, semanas, meses ou anos.

Outras programações de intervalos podem ser usadas, como 30 segundos, 1 minuto, 2 minutos, 3 minutos etc., se um cronograma que duplica os intervalos a cada resposta não estiver funcionando. Eles não precisam ser exatos, desde que sigam aumentando. O que as pesquisas e o trabalho clínico descobriram é que uma vez que, a pessoa com déficit de memória consegue reter uma informação no treino de repetição espaçada por mais de 12 ou 14 minutos, a informação começa a ser transferida para a memória de longo prazo.

A repetição espaçada pode ser usada com pessoas que tenham dificuldades cognitivas, como: sequelas de acidente vascular cerebral, demência vascular, doença de Parkinson, demência associada a HIV, lesões traumáticas e deficiências do desenvolvimento. Ela também pode ser usada em adultos e crianças sem essas condições. Uma descrição mais detalhada sobre a técnica da repetição espaçada, além do link para um curso online, pode ser encontrada na seção Resources do nosso website; detalhes adicionais também estão descritos no caso "Você realmente deveria pegar um desses".

Estou indo para a escola – droga!

Eu estava me reunindo com um grupo de apoio para cuidadores familiares de pessoas com demência. Uma filha contou ao grupo que estava levando a mãe, que tem Doença de Alzheimer, para um centro de saúde cinco vezes por semana. A mãe chamava o centro de sua "escola". A filha tinha de dirigir por cerca de uma hora com ela para chegar lá todas as manhãs. Ela disse: "Minha mãe fica constantemente perguntando: 'Onde estamos indo?', e eu respondo: 'Mãe, estamos indo para sua escola'. Então, dois minutos depois, ela pergunta novamente. Estou enlouquecendo.

Eu falei com o grupo sobre a repetição espaçada. Quando voltei para me reunir novamente com eles, um mês depois, a filha disse:

> *Eu pensei sobre o que você disse e decidi tentar. Quando entramos no carro, na segunda-feira, eu disse: "Mãe, nós estamos indo para a escola. Onde estamos indo?", e ela disse: "Para a escola, você acabou de me dizer". Então, eu esperei uns minutos e disse: "Mãe, aonde estamos indo?", e ela disse: "Para a escola. Eu não sou burra". Então, esperei cerca de 4 minutos e disse: "Mãe, aonde...", e antes que eu pudesse terminar, ela disse: "Eu estou indo para a escola, droga!", Ela não me perguntou para onde estávamos indo o caminho todo. No resto da semana, quando entrávamos no carro, eu dizia: "Mãe, aonde estamos indo?", e ela dizia: "Escola. Não me pergunte novamente". Agora que temos essa rotina, ela nunca*

mais me fez essa pergunta no caminho para o centro. Dessa forma, eu posso conversar com ela sobre outras coisas, porque eu não tenho de ficar respondendo a mesma pergunta. Eu achei que você gostaria de saber que o que você falou funcionou.

Lição aprendida: A repetição espaçada pode ser eficiente para trabalhar com perguntas repetitivas. As pessoas com demência podem começar a perceber que você está repetindo a mesma pergunta, portanto, esteja preparado para informá-la sobre a razão de você estar fazendo isso. Quando uma pessoa com demência relembra informações (como aonde ela está indo, por exemplo), ela as usará.

Voz baixa

Em um episódio da série de comédia *Seinfeld*, uma personagem foi apresentada como "voz baixa". Ela falava com uma voz tão suave que ninguém podia ouvi-la. Uma vez, eu encontrei um caso semelhante. Um ano antes, eu tinha feito uma apresentação sobre a repetição espaçada em uma cidade do Meio-Oeste e voltei para fazer outra apresentação, desta vez sobre o Programa para Demência baseado no Método Montessori®. Uma enfermeira que havia participado do treinamento sobre repetição espaçada, no ano anterior veio até mim e me contou que havia tentado a técnica em uma unidade de cuidados para pessoas com demência. Um senhor que vivia nesse centro era um "voz baixa". Todos tinham dificuldade para entender o que ele estava tentando dizer. A enfermeira decidiu encarar o desafio. Ela se aproximou do senhor e disse: "Bob, quando você falar comigo, eu quero que você *fale alto*! Como você deve falar comigo?". Bob respondeu com uma voz alta: "*falar alto!*". Ela começou a utilizar o treinamento da repetição espaçada, para que ele conversasse em voz alta quando ela falasse com ele. A enfermeira me disse que Bob aprendeu em poucas sessões e que ela perguntava, uma vez ao dia só para se certificar de que ele se lembrava (isto é, que ele estava mantendo o que havia aprendido).

Um mês depois, ele acordou de manhã e estava andando no corredor sem parar, para cima e para baixo. Ele estava muito agitado e murmurava baixinho. Quando um funcionário da equipe perguntou o que havia de errado, ele murmurou em sua voz baixa e ninguém podia compreendê-lo. Uma enfermeira já estava indo administrar um medicamento para reduzir a ansiedade dele quando a outra que havia trabalhado com Bob chegou na unidade. Ela disse: "Deixem-me tentar algo primeiro". Ela foi até ele e disse: "Bob, quando você falar comigo, eu quero que você *fale alto*! Como você deve falar comigo?". Bob disse em voz alta: "*Falar alto!*". A enfermeira disse: "Qual é o problema?", e, Bob gritou: "Meu pé está doendo!". Após o examinar, descobriram que Bob tinha um joanete que precisava ver tratado.

Lição aprendida: Sempre demonstre o que você quer que a pessoa com demência faça antes de pedi-la para fazer. Certifique-se também de que ela seja capaz de realizar o comportamento desejado antes de tentar usar o treinamento com repetição espaçada. Lembre-se de sempre iniciar a investigação de um comportamento problemático pelas causas físicas quando estiver tentando responder a pergunta: "Por que isso está acontecendo?".

Sentando-se corretamente

Uma senhora com Doença de Alzheimer que vivia em uma unidade de cuidados especiais para demência tinha osteoporose. As coisas tinham progredido ao ponto de alguns funcionários e membros da família estarem preocupados que ela quebrasse a perna ou o quadril, pois ela tinha dificuldade para se apoiar na cadeira na hora de sentar. A preocupação era que, quando tentasse se sentar, não "achasse" a cadeira e caísse no chão. Uma fisioterapeuta começou a trabalhar com ela para poder ensiná-la uma nova maneira de sentar, uma vez que tinha dificuldades de memória em decorrência da Doença de Alzheimer na sua nona década de vida. A terapeuta usava a repetição espaçada e treinou a senhora para dizer: "Eu tenho que ver se a cadeira está aqui atrás", sempre que fosse se sentar. A residente também foi treinada a alcançar e segurar os braços da cadeira atrás dela enquanto falava as palavras. Assim, as pistas sinestésicas e os sinais musculares ao sentar eram estrategicamente associados à aprendizagem motora – segurar os braços da cadeira. Dessa forma, ela podia se sentar com segurança. Quando questionada sobre a razão de segurar os braços da cadeira daquela forma, ela respondia: "A cadeira pode não estar aqui". A residente compreendeu a importância de aprender a estratégia e, com o uso da repetição espaçada, ela foi capaz de lograr seu déficit de memória e aprender uma nova forma segura de sentar que fazia sentido para ela.

Lição aprendida: A repetição espaçada pode ser usada para treinar uma série complexa ou uma combinação de respostas, resultando na realização de um comportamento ou de um objetivo desejado. Como sempre, é importante se certificar de que o objetivo desejado faz sentido para a pessoa que está sendo treinada.

Como eu poderia esquecer o nome dela?

Nós estávamos trabalhando com mãe e filha. A mãe tinha Doença de Alzheimer, e perguntamos para as duas o que seria importante para a mãe se lembrar. As duas concordaram que gostariam que a senhora se lembrasse do nome da filha. A fonoaudióloga começou a usar a repetição espaçada para treiná-la a fazer isso. Ela pegou uma foto recente da filha (pedindo para a filha não modificar o penteado ou aparência que estava na foto) e mostrou para a senhora. Ela disse: "Essa é sua filha, Judy. Agora, quem é ela?". A senhora respondeu o nome da filha. A repetição espaçada foi usada no treinamento de segunda a quarta-feira. Na sexta pela manhã, a fonoaudióloga foi trabalhar com a senhora na mesma hora que a filha chegou. Ela olhou para a filha e disse: "Judy, como você está?". A fonoaudióloga ficou muito feliz que ela tenha sido capaz de chamar a filha pelo nome. A senhora olhou para a fonoaudióloga como se ela fosse louca e disse: "Claro que eu sei o nome da minha filha. Como eu poderia esquecer o nome dela?".

Lição aprendida: Pessoas com demência podem esquecer que elas esquecem. Elas podem aprender o nome de alguém usando uma fotografia, mas a foto e a aparência da pessoa precisam ser parecidas.

Você realmente deveria pegar um desses

O caso a seguir ilustra uma série de coisas importantes a serem relembradas sobre repetição espaçada e pessoas com demência. Eu estava envolvido com um projeto em que trabalhávamos com pessoas com demência vivendo em casa. Nós estávamos usando calendários de um único dia para habilitá-los a realizar tarefas de "memória prospectiva". A memória prospectiva envolve se lembrar de algo a ser realizado no futuro, como dar um telefonema para falar com seu corretor de seguros em uma data específica ou em uma hora específica. Tarefas de memória prospectiva geralmente são muito difíceis para as pessoas com demência, em virtude das dificuldades de memória. Para driblar isso, nós demos uma lista de "coisas a fazer" em cada dia do calendário e treinamos as pessoas com demência a usarem-no com a repetição espaçada.

Um senhor forneceu um desafio interessante. Um assistente de pesquisa disse: "Quando eu disser: 'Como você sabe o que deve fazer hoje?', você deverá dizer: 'olhar o calendário'. Vamos praticar. 'Como você sabe o que deve fazer hoje?'". Na maioria dos casos, as pessoas com demência participando desse estudo respondiam: "Olhar o calendário". Então, os intervalos de repetição começariam a aumentar. Neste caso, o senhor tinha dificuldade em resgatar a resposta imediatamente. Algumas vezes, ele respondia certo logo em seguida, mas se o intervalo aumentava para 30 segundos ou até mesmo 10 segundos, ele não era capaz de dizer: "Olhar no calendário". A situação foi se tornando muito frustrante para ele. Minha equipe de projeto trabalha em times e aconteceu de uma assistente de pesquisa chegar até a porta deste senhor um pouco antes do colega, em uma visita de treinamento posterior. Quando o assistente de pesquisa estava saindo do seu carro, o senhor olhou para a assistente e disse: "Eu não gosto deste rapaz". Quando ela perguntou o motivo, ele disse: "Eu não sei. Mas há algo nele de que eu não gosto".

A situção ilustra um primeiro ponto importante sobre o uso da repetição espaçada com pessoas com demência. Como mencionado anteriormente, *a* repetição espaçada envolve relembrar informações com sucesso em intervalos de tempo cada vez maiores. Se as tentativas de recuperação não estão tendo sucesso, pare o que você está fazendo e tente algo diferente. Caso contrário, por meio do condicionamento clássico, o sentimento associado com a falha será associado com a pessoa que está fazendo os treinos. Neste caso, o senhor estava associando o sentimento negativo de não se lembrar com o pesquisador.

Neste ponto, decidimos tentar algo diferente. O pesquisador trouxe um cartão que era vazio de um lado. Colocando o cartão de cabeça para baixo na mesa, ele disse: "Nós vamos tentar algo diferente agora. Quando eu disser: 'Como você sabe o que deve fazer hoje?', quero que você vire o cartão [o treinador virou o cartão] e leia o que está escrito nele. [Obs.: sempre demostre para a pessoa com demência o que você quer que ela faça antes de pedir para ela fazer.] O que ele diz?". Na avaliação inicial foi demonstrado que o senhor podia ler (veja " A fonte da juventude" neste livro). No cartão havia as palavras "Olhar o calendário". O senhor leu corretamente e o treinador virou novamente o cartão e disse: "Agora você tenta. 'Como você sabe o que deve fazer hoje?'.'. Nesse momento, o senhor pegou o cartão, virou e leu as palavras da resposta correta. O treino continuou, em intervalos cada vez mais longos de tempo, e o senhor foi capaz de pegar o cartão e ler a resposta correta quando o treinador fazia a pergunta. O ponto aqui é que essa nova resposta – virar o cartão e ler as palavras – incluía várias coisas. Primeiro, em vez de demandar uma resposta oral específica, a nova resposta usava habilidades ainda preservadas no senhor com demência – aprendizagem motora e leitura. Segundo, usar essa abordagem permitiu êxito na resposta, o que é essencial para que a estratégia da repetição espaçada funcione. A abordagem utilizada em reabilitação neuropsicológica se chama "aprendizagem sem erro". Pessoa com déficits de memória de curto prazo aprendem o que elas fazem, mas não conseguem se lembrar facilmente de episódios de treinos passados para que, assim, corrijam seus erros, caso tenham cometido algum. Portanto, nós devemos nos certificar de que eliminamos o máximo de erros possível durante os treinos. Terceiro, para permitir que este senhor tivesse sucesso, modificamos a associação emocional que ele tinha com o processo do treino. Após mais sessões de treinos bem-sucedidas, ele disse para a assistente de pesquisa que ele "gostava de verdade" do rapaz bacana que vinha até a sua casa trabalhar com ele. Neste caso, os sentimentos associados com as sessões de treino mudaram, bem como os sentimentos do senhor em relação ao treinador. (Veja "A bondade preventiva".)

Considerando que este senhor vivenciou algumas dificuldades iniciais durante os treinos, os intervalos eram aumentados vagarosamente (1 minuto, 1,5 minuto, 2 minutos, 2,5 minutos etc.). Quando ele foi capaz de se lembrar de virar o cartão e ler a resposta 4 minutos após a última pergunta, o próximo cartão que virou tinha as seguintes palavras escritas nele: **"Olhar o .**" Quando o senhor virava o cartão, ele olhava as palavras e dizia: "Olhar o calendário". Esta é uma técnica chamada esvanecimento, uma outra forma de ajudar pessoas a transferirem informações para a memória. Após algumas tentativas com sucesso, o cartão vinha assim: **"Olhar"**. Vez ou outra, podemos eliminar o cartão de uma vez para que ele diga: "Olhar o calendário" quando a pergunta – alvo for feita. De fato, um dia a primeira coisa que ele fez foi olhar o calendário. Então, ele saiu e perguntou para a esposa: "Choveu na noite passada. O que eu devo fazer então?". No calendário, o primeiro item da lista de coisas a fazer era "Regar as rosas do jardim". Ele foi capaz de progredir ao ponto de ser capaz de usar a informação do calendário de forma flexível, graças a treino ao treino de repetição espaçada combinada com esvanecimento.

Finalmente chegou o dia em que, no início da sessão de treino, o treinador fez a pergunta-alvo e o senhor imediatamente respondeu (com grande orgulho): "Olhar o calendário". O treinador então disse: "Vamos fazer isso". E então o senhor foi até o calendário mostrar ao treinador os itens da lista do que fazer naquele dia. Aqui temos outros aspectos importantes da técnica de repetição espaçada. O objetivo dela é possibilitar que a pessoa com déficits de memória se lembre da informação-alvo por um longo intervalo de tempo. Portanto, no início de cada sessão, o treinador deve fazer a pergunta-alvo para ver se a pessoa com déficit de memória consegue manter a informação de uma sessão de treino até a seguinte. Por exemplo, se o treino aconteceu na segunda-feira e a próxima sessão será na quarta, a sessão de quarta deverá começar com o treinador fazendo a pergunta. Se a pessoa com problemas de memória responder corretamente, ela estará mostrando que reteve a informação por mais de 48 horas (de segunda a quarta). Como resultado, nenhum treino adicional é dado naquele dia, já que não é uma necessidade praticar aquela resposta, em intervalos de 4 ou 8 minutos quando ela já consegue resgatar a mesma informação após dias.

Outro aspecto do treinamento com a repetição espaçada é a importância, de não apenas dizer as palavras da estratégia que está sendo treinada ("pegar minha bengala antes de andar" ou "frear minha cadeira de rodas antes de me levantar" ou "olhar o calendário"), mas também praticar *fazendo* a estratégia. Se não é possível praticá-la a cada resgate, a pessoa com déficit de memória deve utilizar a estratégia pelo menos ao final de casa sessão de treino, pois ajuda a criar uma associação entre *dizer* a estratégia e *fazê-la.*

Enquanto o treinador e o senhor iam até o calendário, o senhor destacou: "Esse calendário é ótimo. Ele tem coisas para eu fazer nele. Eu uso todos os dias. Você realmente deveria pegar um desses". Essa observação demonstra que ele havia esquecido que o assistente de pesquisa era a mesma pessoa que trouxera o calendário para a casa dele. A repetição espaçada não "melhora" a memória episódica, mas minimiza os déficits de memória episódica em tarefas do cotidiano.

O senhor foi capaz de lembrar a informação-alvo no começo de três sessões consecutivas depois disso, então os treinamentos de repetição espaçada entraram em uma fase de manutenção. Aqui, a realização da estratégia treinada é supervisionada pelo cuidador e as falhas no uso da estratégia são anotadas para determinar se serão necessários refinamentos nos treinos futuro. Neste caso, foi observado que o senhor não estava realizando todas as tarefas da lista de coisas a fazer. De fato, ele negligenciava uma das tarefas listadas regularmente. Neste ponto, decidimos simplesmente perguntar para ele o que estava havendo. O treinador perguntou para o senhor se ele gostava do calendário e ele disse que sim. Então, o treinador perguntou se ele estava fazendo todas as tarefas da lista de afazeres. O senhor disse: "Todas, menos uma. Minha esposa vive escrevendo 'tirar o lixo, no calendário. Eu nunca tirei o lixo em todos esses anos em que estamos casados. Eu não vou começar a fazer só porque está escrito no calendário".

Lição aprendida: Há muitas lições neste caso. Incluindo: 1) sempre demonstre o que você quer que a pessoa com déficit de memória faça antes de pedi-la para fazer; 2) certifique-se de que as repetições espaçadas estão sendo bem-sucedidas e com o menor número de erros possível; 3) use as habilidades remanescentes para fazer com que as respostas sejam bem-sucedidas; 4) pessoas com déficit de memória usarão a informação que aprenderam por meio da repetição espaçada – elas não são robôs; 5) a repetição espaçada não melhora a memória episódica, mas pode melhorar seus déficits; e 6) o objetivo do treino deve ser significativo para a pessoa que está sendo treinada ou ela não realizará a atividade-alvo.

Onde está meu (falecido) marido?

Umas das situações mais difíceis que os cuidadores de pessoas com demência enfrentam é quando a pessoa começa a questionar sobre o cônjuge ou parente que está morto. Por exemplo, uma residente começou a ir até posto de enfermagem regularmente e perguntar: "Onde está meu marido?". Neste caso, o marido tinha falecido havia 2 anos. Quando os funcionários diziam coisas como "Não se preocupe, ele chegará daqui a pouco", ela voltava em 10 minutos e repetia a mesma pergunta, mantendo esse padrão. No entanto, ela ficava mais agitada e mais ansiosa a cada vez que voltava e fazia a pergunta.

Não há orientações específicas para lidar com essa situação. Uma solução criativa, vinda de uma funcionária da equipe de reabilitação, mostrou bons resultados. Ela pensou sobre qual abordagem poderia ser útil e se decidiu por uma variação de uma tática descrita por Naomi Feil. Quando uma pessoa com demência não se lembra onde ela está, qual a sua idade ou o que ela deveria estar fazendo, um método para lidar com a situação é começar a fazer perguntas que a guiarão. Por exemplo, se a residente de uma instituição de longa permanência fala que precisa ir para casa às 15h, porque suas crianças chegarão da escola, a equipe pode perguntar: "Me conta dos filhos. Onde eles estudam? Eles fizeram faculdade? Eles são casados? Você tem netos?". Após obter a resposta de cada pergunta, a pessoa deve fazer outra pergunta. Dessa forma, a pessoa vai sendo trazida de volta para o presente. De uma maneira semelhante, a especialista em reabilitação imprimiu um cartão que dizia: "Onde está o meu marido?" e nas costas do cartão listou algumas perguntas que eram relacionadas aos motivos pelos quais o marido poderia não estar ali, seguido de respostas para as perguntas.

1. Meu marido não está aqui porque ele não sabe que eu estou aqui.

   Isso não faz nenhum sentido. O meu marido moveria montanhas para me encontrar.

2. Meu marido não está aqui porque ele não está bem e eu preciso ir até ele.

   Isso não faz nenhum sentido. Meus filhos me levariam até meu marido, caso ele estivesse precisando de mim.

3. Meu marido não está aqui porque ele faleceu há dois anos.

   Algum dia, estaremos juntos novamente no céu onde ele está esperando por mim.

A primeira vez que a residente leu as informações da parte de trás do cartão, ela terminou o último item e disse: "Sim, Deus o tirou de mim". Depois disso, ela chorou por alguns segundos e ficou bem o resto do dia. O terapeuta utilizou a repetição espaçada para treiná-la a olhar o cartão quando quisesse uma resposta para a questão: "Onde está meu marido?". O cartão ficava em seu quarto, em um local específico, e uma segunda cópia era mantida no posto de enfermagem.

Em outro caso, a mãe de uma fonoaudióloga estava vivendo em um residencial para idosos. A mãe começou a caminhar pelo residencial na maior parte do dia, mostrando-se ansiosa e perguntando onde estava seu marido. Novamente, o marido já havia morrido há muitos anos. A fonoaudióloga, então, colocou uma página especial no final do livro de memórias da mãe, que continha o obituário do pai – o marido de sua mãe. Usando a repetição espaçada a terapeuta treinou a mãe a abrir o livro naquela página quando quisesse saber onde o marido estava. Depois de um tempo, a terapeuta reportou que a rotina se estabeleceu. Todas as manhãs, a residente pegava seu livro de memórias, abria na página do obituário, lia e chorava por cerca de cinco minutos. Em seguida, ela se acalmava pelo resto do dia e não perguntava mais sobre seu marido.

Algumas pessoas acham que falar sobre a morte de um ente querido para uma pessoa com demência resultará em uma série de eventos traumáticos para ela. Entretanto, sabemos pela nossa experiência de aprendizagem que a pessoa com demência pode começar a adquirir informações com a prática. Além disso, sabemos que os seres humanos precisam aprender a lidar com o luto após a morte de uma pessoa querida. Isso pode levar algum tempo – pelo menos um ano – e então haverá dificuldades em comemorações, aniversário do ente querido etc. Como capacitamos uma pessoa com perda de memória a lidar com esse processo? Esta é a base da abordagem que foi descrita aqui. É uma maneira de permitir que seres muito humanos que têm perda de memória elaborem um processo muito humano.

Eu geralmente advirto que se a pessoa com demência tiver uma reação catastrófica com a notícia da morte de seu amado, então a abordagem mencionada anteriormente deve ser substituída e redirecionada para outro assunto. No entanto, eu acredito que na maioria dos casos, especialmente se a pessoa está nas fases leve e moderada da demência, gravar informações externamente sobre a perda de um ente querido, possibilitando a prática de resgate das informações, é a melhor solução. Um último exemplo ilustra bem a situação.

Um senhor que vivia em um residencial para idosos com demência tinha perdido a esposa alguns meses antes. Ele foi até um funcionário do residencial e disse que havia algo que precisava descobrir. Ele perguntou para o funcionário se sua esposa estava morta. O funcionário respondeu que ela havia falecido antes de ele ter se mudado para lá. O senhor, então, disse que tinha certeza de que havia sido responsável pela morte dela. O funcionário respondeu que não, que ela havia morrido de uma doença, e que ele havia sido um marido muito carinhoso e presente durante todo o período. Eles começaram a trabalhar uma forma de ele ter acesso à informação, para que não tivesse de se preocupar novamente. Se o funcionário da equipe tivesse simplesmente dito para ele não se preocupar ou não tivesse dado importância, o senhor ainda estaria carregando esse receio com ele.

Lição aprendida: Pessoas com demência talvez não se lembrem que entes queridos já morreram e se preocupem com eles. Dar informações sobre pessoas queridas pode trazer alívio, bem como pode ajudá-los a lidar com o luto. Chorar e ficar de luto por uma pessoa querida é natural, uma reação humana. Ele pode diminuir com o tempo se a pessoa com déficit de memória tiver a chance de trabalhá-lo.

Você resolve o caso

Neste capítulo, você será apresentado a uma série de "casos não resolvidos". Essa é a sua chance de usar o que aprendeu com este livro aplicando em situações comuns, que são recorrentes no cuidado de pessoas com demência. Quando você achar que tem a solução, pode ir ao nosso website, www.Cen4ARD.com, onde colocamos exemplos do que já foi tentado para solucionar esses casos no passado.

O primeiro é um modelo para ilustrar o processo e foi resolvido para você. Você pode usá-lo nos seus próprios casos e em outros também. É claro que sempre pode haver mais de uma solução possível para cada situação desafiadora. Além disso, se você quiser, pode publicar o seu próprio caso no nosso website e pedir assistência para outros "detetives" que tenham experiência em trabalhar com pessoas com demência.

Boa sorte na investigação!

Jogar suco de laranja

Uma senhora com demência avançada estava vivendo em uma instituição de longa permanência. Ela só falava russo e os funcionários só falavam inglês. Quando os funcionários tentavam tirar sua bandeja de comida, após as refeições, ela jogava suco de laranja neles. Ela era muito precisa. Faça-a parar.

- Quem é essa pessoa?

Checando com os funcionários e a família, descobriu-se que a senhora era muito independente e tinha cuidado da sua família durante toda a vida.

- Usando as habilidades remanescentes

Ela segurava coisas, tinha boa visão (observe a precisão de seu arremesso) e podia ler (em russo, isso foi verificado).

- Colete as evidências

Por que isso está acontecendo? Supomos que pode ser porque ela não quer que retirem a bandeja de comida sem que ela dê permissão primeiro. Essa é uma questão sobre dar opções para a pessoa com demência. Tirar sem perguntar (em russo, para que ela possa compreender) pode ter sido interpretado como um ataque a sua independência e dignidade (como quando um garçom ou garçonete retira seu prato de comida antes de você ter terminado).

- Use a fórmula

A partir da fórmula, decidimos que a melhor abordagem seria modificar o ambiente. Precisamos descobrir uma forma de os funcionários da equipe pedirem permissão para retirar a comida dela. Assim, ela poderá compreender o que eles estão fazendo.

- Solução

A maior dificuldade foi como fazer com que os funcionários, que só falavam inglês, conseguissem dizer: "A senhora já terminou?" em russo. Para resolver isso, criamos uma placa que tinha uma versão fonética da frase escrita em inglês "*Wee Zah Kohn Chee Lee*" (acento na sílaba Kohn). A placa foi fixada na sala de jantar, para que, assim, os funcionários pudessem vê-la quando iam retirar a bandeja de comida. Se eles falassem essa frase e ela respondesse: "*Nyeht*", os funcionários iriam embora. Se ela respondesse "*Dah*", eles retirariam a bandeja e leriam a outra frase: "*Spah See Bah*", que significa "obrigado" em russo. A abordagem permitiu que os funcionários dessem o poder de escolha para a senhora, realizando pequenos ajustes no ambiente social e físico. Desta forma, ela manteve o suco de laranja longe do cabelo dos funcionários.

Pista: O que deixaria você bravo com um garçom em um restaurante?

Eu sei que você está aí dentro

Uma senhora com demência se muda para a casa da filha. A senhora vai repetidas vezes até a porta trancada para abri-la. Ela bate e grita: "Eu sei que você está aí dentro!". A filha diz: "Mãe, isso é só o *closet* com algumas coisas dentro", ao que ela responde: "Você está mentindo!". O que a filha deve fazer?

- Quem é essa pessoa?
- Usando as habilidades remanescentes
- Colete as evidências
- Use a fórmula
- Solução

Pista: Quem está dentro do *closet*?

O comprimido

Um senhor com demência liga para o celular da filha e diz: "Você sabe se eu já tomei o meu remédio hoje?". Essa situação está acontecendo com uma frequência cada vez maior. O que ela deve fazer?

- Quem é essa pessoa?
- Usando as habilidades remanescentes
- Colete as evidências
- Use a fórmula
- Solução

Pista: Se uma pergunta é feita com frequência, qual é a primeira coisa que ela deve dizer após a pergunta ser feita? Por quê?

Eu a odeio

Uma senhora com demência vivia em sua casa. Por questão de segurança, sua família contratou uma funcionária muito boa para ajudá-la na cozinha e com os cuidados pessoais. No entanto, a senhora diz que a odeia e que a quer fora da sua casa. O que deve ser feito?

- Quem é essa pessoa?
- Usando as habilidades remanescentes
- Colete as evidências
- Use a fórmula
- Solução

Pista: Como a presença da funcionária foi justificada para a senhora?

Não regue as plantas

Um senhor mudou-se para a casa do filho e da nora. Em pouco tempo, a nora notou que alguém (provavelmente o sogro) estava fazendo xixi nos vasos das plantas dentro de casa. O que ela deveria fazer?

- Quem é essa pessoa?
- Usando as habilidades remanescentes
- Colete as evidências
- Use a fórmula
- Solução

Pista: Onde é banheiro dele? Ele costuma usá-lo?

A faxineira

Uma senhora com demência mudou-se para a casa da filha. Ela quer ajudar no cuidado da casa, mas, quando "limpa as coisas", muda-as de lugar e elas não são mais encontradas. O que a filha deve fazer?

- Quem é essa pessoa?
- Usando as habilidades remanescentes
- Colete as evidências
- Use a fórmula
- Solução

Pista: Por que ela coloca as coisas no lugar errado?

Eu estou entediado!

Um senhor com demência no estágio inicial reclama que está entediado e não tem o que fazer. Ele era um executivo e diz que não quer estar com um "bando de velhos doentes" em um centro para idosos. O que a família deve fazer?

- Quem é essa pessoa?
- Usando as habilidades remanescentes
- Colete as evidências
- Use a fórmula
- Solução

Pista: Como o centro pode fazer sentido para este senhor?

O quê!?!

Uma senhora com demência, que tem problemas de audição, participa de um grupo de exercícios. Ela tem uma funcionária particular, que tenta passar para ela as orientações do coordenador do grupo. A senhora grita:"O quê?" ou "O que você falou?", atrapalhando o restante do grupo. O que a funcionária deve fazer?

- Quem é essa pessoa?
- Usando as habilidades remanescentes
- Colete as evidências
- Use a fórmula
- Solução

Pista: A visão dela é boa.

Eu não sou a sua mãe

Um senhor com demência mora na casa do filho e da nora. Quando sua filha vai visitá-lo, ele a chama pelo nome da mãe dela. A situação é muito estressante para a filha. O que ela deve fazer?

- Quem é essa pessoa?
- Usando as habilidades remanescentes
- Colete as evidências
- Use a fórmula
- Solução

Pista: O homem pode ler.

Fazendo o trabalho de Deus

Um senhor, que havia sido pastor de uma igreja, começou a frequentar um centro para idosos. A família o vestiu com sua melhor roupa e disse que viriam buscá-lo às 16h30. Às 11h, o senhor estava pronto para ir embora. Quando os funcionários diziam que ele deveria ficar, dizia que estava na hora de ir para a igreja atender ao seu povo. Quando eles diziam que ele não precisava ir para a igreja, o senhor ficava bravo e dizia que eles estavam mancomunados com o diabo. O que os funcionários do centro devem fazer?

- Quem é essa pessoa?
- Usando as habilidades remanescentes
- Colete as evidências
- Use a fórmula
- Solução

Pista: Por que ele pensa que é domingo?

Mão na boca

Uma senhora com demência avançada, que vive com a família, está querendo comer sua comida com as mãos. O que os seus familiares devem fazer?

- Quem é essa pessoa?
- Usando as habilidades remanescentes
- Colete as evidências
- Use a fórmula
- Solução

Pista: A senhora consegue segurar as coisas.

Devolva

Uma filha foi visitar a mãe que vive em uma residencial para idosos. Ela levou a senhora para comer em um restaurante. Ela fez o pedido para a mãe e, quando a comida chegou à mesa, a senhora ficou muito agitada e elas tiveram de ir embora, antes mesmo de comerem. O que a filha deve fazer quando vai comer fora com a mãe?

- Quem é essa pessoa?
- Usando as habilidades remanescentes
- Colete as evidências
- Use a fórmula
- Solução

Pista: A senhora ficou ansiosa quando entrou no restaurante.

Epílogo: Graças a Deus você não é um médico de verdade

Uma noite, eu fiz uma apresentação para um grupo de cuidadores familiares. Quando terminei, uma senhora veio até mim e disse: "Eu quero te dizer uma coisa: graças a Deus você não é um doutor". Eu disse a ela que tinha doutorado. Ela falou: "Mas você não é um médico de verdade. Graças a Deus por isso". Quando eu perguntei o que ela queria dizer com aquele comentário tão estranho, a senhora me explicou que seu marido tinha Doença de Alzheimer e vivia em casa com ela. Ela disse que sempre que ia ouvir o que o médico tinha a dizer sobre a condição dele, tudo o que geralmente era dito eram algumas histórias sobre biologia, morte de células, a evolução da doença e os medicamentos existentes para tratar os sintomas. Ela disse ainda: "Eu sempre fico deprimida após essas conversas. Depois de ouvir você, eu tenho alguma esperança. Você me deu algumas ideias. Vou tentar usá-las. Obrigada".

O meu objetivo em escrever este livro foi dar esperança às pessoas, já que hoje não podemos curar a Doença de Alzheimer. A projeção mais otimista que ouvi, em 2012, foi que a cura talvez viesse em 15 anos. Mas não estamos desanimados frente à demência. Eu realmente acredito que, se os leitores deste livro seguirem os conselhos, a vida das pessoas com demência e dos cuidadores vai melhorar. Eu convido você a juntar-se a mim e a outros que também pensam desta forma. Use as abordagens, vá ao website e me conte o que funcionou e o que não funcionou. Deixe-nos continuar a melhorar nossa abordagem para melhorar vidas. Compartilhe suas histórias comigo. Dessa forma, muitas outras pessoas também podem ser ajudadas. Está na hora de trazer esperança no tratamento de Doença de Alzheimer e doenças relacionadas. Essa hora é agora.

Referências

Bayles, K. A., & Trosset, M. W. (1992). Confrontation naming in Alzheimer's patients: Relation to disease severity. *Psychology and Aging, 7*: 197-203.

Bologna, S. M., & Camp, C. J. (1997). Covert versus overt self-recognition in late stage Alzheimer's disease. *Journal of the International Neuropsychological Society, 3*: 195-198.

Bourgeois, M. S. (2007). *Memory books and other graphic cuing systems*. New York: Health Professions Press, Brookes.

Bourgeois, M. S., & Hickey, E. M. (2009). *Dementia: From diagnosis to management – A functional approach*. New York: Psychology Press.

Brush, J. A., & Camp, C. J. (1999). *A therapy technique for improving memory: Spaced retrieval*. Beachwood, OH: Menorah Park Center for Senior Living.

Calkins, M. (2006). Home modifications for people with dementia. *MAX: Maximizing Human Potential, 13*(4): 4.

Calkins, M. P. (2009). Evidence-based long-term care design. *Neurorehabilitation, 25*(3): 145-154.

Camp, C. J. (1996). The return of Sherlock Holmes: A pilgrim's progress in memory and aging research. In M. R. Merrens & G. G. Brannigan (Eds.), *The developmental psychologists* (pp. 217-232). New York: McGraw-Hill.

Camp, C. J. (1999a). Memory interventions for normal and pathological older adults. In R. Schulz, M. P. Lawton, & G. Maddox (Eds.), *Annual review of gerontology and geriatrics: Vol. 18.* (pp. 155-189). New York: Springer.

Camp, C. J. (Ed.). (1999b). *Montessori-based activities for persons with dementia: Volume 1.* Beachwood, OH: Menorah Park Center for Senior Living. (traduzido para espanhol, grego, coreano, japonês e mandarim até out. 2009).

Camp, C. J. (2006a). Montessori-Based Dementia Programming in long-term care: A case study of disseminating an intervention for persons with dementia. In R. C. Intrieri & L Hyer (Eds), *Clinical applied gerontological interventions in long-term care* (pp. 295-314). New York: Springer.

Camp, C. J. (2006b). Spaced retrieval: A case study in dissemination of a cognitive intervention for persons with dementia. In D. Koltai Attix & Kathleen A. Welsch-Bohmner (Eds.), *Geriatric neuropsychological assessment and intervention* (pp. 275-292). New York: The Guilford Press.

Camp, C. J., Bird, M. J., & Cherry, K. E. (2000). Retrieval strategies as a rehabilitation aid for cognitive loss in pathological aging. In R. D. Hill, L. Backman, & A. S. Neely (Eds.), *Cognitive rehabilitation in old age* (pp. 224-248). New York: Oxford University Press.

Camp, C. J., Burant, C. J., & Graham, G. C. (1996). The InterpreCare SystemTM: Overcoming language barriers in long-term care. *The Gerontologist, 36*: 821-823.

Camp, C. J., & Foss, J. W. (1997). Designing ecologically valid memory interventions for persons with dementia. In D. G. Payne & F. G. Conrad (Eds.), *Intersections in basic and applied memory research* (pp. 311-325). Mahwah, NJ: Lawrence Erlbaum & Assoc.

Camp, C. J., & Nasser, E. H. (2003). Nonpharmacological aspects of agitation and behavioral disorders in dementia: Assessment, intervention, and challenges to providing care. In P. A. Lichtenberg, D. L. Murman, & A. M. Mellow (Eds.), *Handbook of dementia: Psychological, neurological, and psychiatric perspectives* (pp. 359-401). New York: John Wiley & Sons.

Camp, C. J., Orsulic-Jeras, S., Lee, M. M., & Judge, K. S. (2004). Effects of a Montessori-based intergenerational program on engagement and affect for adult day care clients with dementia. In M. L. Wykle, P. J. Whitehouse, & D. L. Morris (Eds.), *Successful aging through the life span: Intergenerational issues in health* (pp. 159-176). New York: Springer.

Camp, C. J., Schneider, N., Orsulic-Jeras, S., Mattern, J., McGowan, A., Antenucci, V. M., Malone, M. L., & Gorzelle, G. J. (2006). *Montessori-based activities for persons with dementia: Volume 2*. Beachwood, OH: Menorah Park Center for Senior Living.

Camp, C. J., Skrajner, M. J., Lee, M. M., & Judge, K. S. (2010). Cognitive assessment in late stage dementia. In P. A. Lichtenberg (Ed.), *Handbook of assessment in clinical gerontology* (2nd edition) (pp. 523-547). New York: John Wiley & Sons.

Cioffi, J. M., Fleming, A., Wilkes, L., Sinfields, M., & LeMiere, J. (2007). The effects of environmental change on residents with dementia: The perceptions of relatives and staff. *Dementia, 6*(2): 215-231.

Feil, N. & de Klerk-Rubin, V. (2002). *The validation breakthrough: Simple techniques for communicating with people with Alzheimer's-Type dementia* (2nd edition). New York: Health Professions Press.

Fisk, A. D., Rogers, W. A., Charness, N., Saja, S. J., & Sharit, J. (2009). *Designing for older adults: Principles and creative human factors approaches*. Boca Raton, FL: CRC Press.

Ginsburg, H. P., & Opper, S. (1988). *Piaget's theory of intellectual development* (3rd edition). Englewood Cliffs, NJ: Prentice-Hall.

Gorzelle, G. J., Kaiser, K., & Camp, C. J. (2003). Montessori-based training makes a difference for home health workers and their clients. *CARING Magazine, 22*(1): 40-42.

Greer, N., Rossom, R., Anderson, P. et al. (2011). Delirium: Screening, Prevention, and Diagnosis – A Systematic Review of the Evidence. VA-ESP Project #09-009.

Hartman-Stein, P. E., & La Rue, A. (Eds). (2011). *Enhancing cognitive fitness in adults*. New York: Springer.

Heffner, C. L. (2000). Psychology 101: Synopsis of psychology. *AllPsych Online.* http://www.allpsych.com/psychology101.

Joltin, A., Camp, C. J., Noble, B. H., & Antenucci, V. M. (2005). *A different visit: Activities for caregivers and their loved ones with memory impairment.* Beachwood, OH: Menorah Park Center for Senior Living.

Lee, M. M., Camp, C. J., & Malone, M. L. (2007). Effects of intergenerational Montessori-based activities programming on engagement of nursing home esidentes with dementia. *Clinical Interventions in Aging, 2*(3): 1-7.

Meehl, P. E. (1973). Why I do not attend case conferences. In P. E. Meehl (Ed.), *Psychodiagnosis: Selected papers* (pp. 225-302). Minneapolis: University of Minnesota.

Namazi, K. H., Rosner, T. T., & Calkins, M. P. (1989). Visual barriers to prevent ambulatory Alzheimer's patients from exiting through an emergency door. *The Gerontologist, 29*: 699-702.

Reisberg, B., Ferris, S., de Leon, M., & Crook, T. (1982). The global deterioration scale for assessment of primary degenerative dementia. *American Journal of Psychiatry, 139*: 1136-1139.

Reisberg, B., Franssen, E. H., Souren, L. E., Auer, S. R., Akram, I., & Kenowsky, S. (2002). Evidence and mechanisms of retrogenesis in Alzheimer's and other dementias: Management and treatment import. *American Journal of Alzheimer's Disease and Other Dementia, 17*(4): 202- 212.

Rose, M. S., Camp, C. J., Skrajner, M. J., & Gorzelle, G. J. (2003). Enhancing the quality of nursing home visits with Montessori-based activities. *Activities Directors' Quarterly, 3*: 4-10.

Spiegler, M. D., & Guevremont, D. C. (2010). *Contemporary behavioral therapy* (5th edition). Belmont, CA: Wadsworth.

Squire, L. R. (1994) Declarative and nondeclarative memory: Multiple brain system supporting learning in memory. In D. L. Schacter & E. Tulving (Eds.), *Memory systems* (pp. 203-232). Cambridge, MA: The MIT Press.

Stevens, A. B., O'Hanlon, A. M., & Camp, C. J. (1993). Strategy training in Alzheimer's Disease: A case study. *Clinical Gerontologist, 13*: 106-109.

Sobre o autor

Cameron J. Camp, Ph.D., cresceu nas cidades de Oklahoma City e Tyler, no Texas. Frequentou escola católica, tocou baixo em bandas e trabalhou como auxiliar de cozinha. Após se casar com a esposa Linda, hoje uma professora Montessori, ingressou na Universidade de Houston para receber seu diploma de bacharel em Psicologia, trabalhando no turno da noite como operador de computador na Exxon. Tornou-se pai. Após a graduação, ele recebeu título de doutor em Psicologia Experimental, em 1979. Especializou-se no estudo da memória de idosos saudáveis, bem como em análises estatísticas. Após concluir seus estudos, iniciou sua carreira acadêmica, primeiro em Hays, Kansas, e depois em New Orleans. Foi lá que ele começou a trabalhar com pessoas com demência, onde começou a colecionar histórias sobre intervenções com essas pessoas. Após assumir o posto de professor de Psicologia na Universidade de New Orleans, deixou a vida acadêmica e focou em pesquisa aplicada, mudando-se com sua família para Cleveland, Ohio. Lá, trabalha no Instituto de Pesquisa Myers do Centro para Idosos Menorah Park, uma comunidade de cuidados que serve a comunidade judaica. No Menorah Park, desenvolveu seminários de treinamento para cuidadores de pessoas com demência e passou a colecionar histórias do mundo enquanto ministrava seminários sobre o Programa para Demência baseado no Método Montessori® e a repetição espaçada – duas intervenções descritas neste livro. Ele também editou e escreveu manuais sobre esses assuntos, enquanto conduzia pesquisas com fundos do

Instituto Nacional de Saúde, da Associação Nacional de Alzheimer, da Fundação de Pesquisa da Aposentadoria e outras organizações. Ele deixou Menorah Park para trabalhar na Hearthstone Alzheimer Care, uma empresa que fornece residências de vida assistida para pessoas com demência. Ele iniciou sua própria empresa de consultoria, criando e avaliando intervenções desenvolvidas para reduzir os problemas de comportamento e melhorar o grau de funcionalidade de pessoas com demência e desordens cognitivas associadas. Foi coautor de três livros-texto universitários e publicou mais de cem artigos. Atualmente, ele é o diretor do Centro de Pesquisa Aplicada a Demência em Solon, Ohio, cultiva rúcula (quando a neve derrete), sai com seus filhos crescidos e escreve sonetos ocasionais e livros ainda mais ocasionais.

Sobre a tradutora

Renata Ávila é natural de Florianópolis, mas foi São Paulo que escolheu para se especializar, trabalhar e formar uma família. É psicóloga formada pela Universidade Federal de Santa Catarina (UFSC). Possui especialização em gerontologia pela mesma universidade, e em neuropsicologia pelo Instituto de Psiquiatria do Hospital das Clínicas da Faculdade de Medicina da Universidade de São Paulo (IPq-HC FMUSP), onde também concluiu seu mestrado e doutorado. Atua em consultório particular com foco em idosos com alterações cognitivas, seus familiares e cuidadores. Em parceria com o Prof. Cameron Camp e o *Center for applied research in dementia* (USA), realiza treinamento do programa para demência baseado no Método Montessori no Brasil.